JN124707

ホスピス緩和ケア白書 2024

新型コロナウイルス感染症 (COVID-19)と緩和ケア

編集 ———— 木澤 義之（筑波大学 医学医療系）

志真 泰夫（筑波メディカルセンター）

髙宮 有介（昭和大学医学部 医学教育学講座）

恒藤　暁（京都大学大学院医学研究科 人間健康科学系専攻）

宮下 光令（東北大学大学院医学系研究科 保健学専攻 緩和ケア看護学分野）

企画担当 ———— 安保 博文（六甲病院 緩和ケア内科）

 青海社

序　文

安保博文（六甲病院 緩和ケア内科）
志真泰夫（筑波メディカルセンター病院　緩和医療科）

　本白書では，2020 年初頭から始まった新型コロナウイルス感染症（COVID-19）の世界的流行（パンデミック）が緩和ケアに与えた影響を振り返るとともに，さまざまな葛藤のなかで行われてきた取り組みや対策について整理し，報告する。

　COVID-19 は，基礎疾患をもつ人や高齢者などが罹患すると重篤化する特徴をもっている。このことは，緩和ケアの対象者である患者と家族に大きな不安をもたらし，実際に少なくない数の人々が思いがけない感染のために命を失った。また，COVID-19 は，人が集まり密な接触を行う環境で集団発生することが大きな特徴であり，身体介護を受ける人が集団で療養する医療機関・介護施設ではしばしば爆発的な集団感染が発生した。さらに，COVID-19 は，人と人が会話したり触れ合ったりすることで感染し，発症する 2 日前からウイルスを排出し，感染を拡げるという厄介な性質をもつ。このため，感染が診断された人のみならず，すべての人に感染対策を行うことが必要となり，マスクなどの着用に加え，人と人が直接接触する機会を減らす対策も求められた。

　緩和ケアは，患者とその家族の QOL（生活と人生全般の質）の向上を目標としており，疾患と症状に対する医学的アプローチとともに，生活と人生の基盤となる人と人の関わりを支援することが大きな役割となっている。先に挙げたような特徴をもつ COVID-19 は，わが国の医療体制に大きな影響を与えるとともに，生活様式や人と人の関わり方，コミュニケーションのあり方にも大きな変化をもたらした。これらことは，緩和ケアの提供に大きな影響を与え，その基盤を揺るがすことに繋がった。

　新たに開発されたワクチンの接種や変異ウイルスの特徴に応じた感染対策，抗ウイルス薬や抗体療法などの治療法の進歩により，COVID-19 への向き合い方や対策は，一定程度明らかになり，混乱の時期を超えつつある。今こそ，COVID-19 と緩和ケアについて網羅的に整理し，これまでさまざまな葛藤を伴い，行われてきた取り組みを記録することが必要な時期にきている。

　本特集では，COVID-19 と緩和ケアの本質との関連を検討し，人々の QOL 向上のために必要な方策と感染防止対策，両者の基本的な考え方と実践のあり方，両者が対立する要素，そのために生じた葛藤や倫理的課題を整理する。また，COVID-19 に関する具体的なケアのあり方，在宅緩和ケアの現場の変化と取り組み，さらに医療スタッフへのケアについても報告する。

　本書で，パンデミックのなかで変貌してきたわが国のホスピス緩和ケアの現状と今後のあり方を展望した。

目　次

第Ⅱ部　統計と解説

第 I 部

新型コロナウイルス感染症（COVID-19）と緩和ケア

1. 新型コロナウイルス感染症対策と緩和ケア —本質に基づく両立への方策

安保博文

（六甲病院 緩和ケア内科）

はじめに

2019 年末，中国湖北省の武漢で原因不明の肺炎の集団発生が報告され，その原因として新型コロナウイルス＝ SARS-CoV-2 が同定された。新型コロナウイルス感染症＝ COVID-19 と名づけられたこの疾患は，その後急速に全世界に広がり，2020 年 3 月世界保健機関（WHO）は全世界的流行状態＝パンデミックに至ったことを宣言した[1]。

この疾患の感染拡大を防ぐために，人と人の接触をできるだけ制限することが求められ[2]，病院や緩和ケア病棟では家族との面会や患者の外出が制限された。新型コロナウイルス感染症によって，緩和ケアの基盤[3]は大きく損なわれた。

新型コロナウイルス感染症の流行が続くなかで，この感染症による死亡リスクの低減と深刻な病をもつ患者と家族の QOL の向上とを両立させるために，どのような対策がなされるべきだろうか。感染症対策の本質，緩和ケアの本質を検討し，今後の感染対策と緩和ケアのあり方について考察したい。

新型コロナウイルス感染症の特徴と感染予防対策

この疾患が瞬く間に世界中に拡大した原因は，その感染力・伝播性の強さにある。その理由として下記のような要素が考えられている。

1）飛沫感染＋エアロゾル吸入による感染：会話や咳などによって感染した患者の口からウイルスを含む液滴＝飛沫が放出され，近くの人々に感染を広げると同時に，微小な飛沫（エアロゾル）として空気中に浮遊して，換気の悪い空間での集団感染をもたらす[4]。

2）無症状または軽度の症状の時期の感染：無症状や咽頭痛などごく軽い症状の時期にもウイルスが伝播するため，感染者自身が感染拡大の危険性に気付かず，また，誰から感染したのかも分かりにくい[5]。

3）人から人への直接接触による感染：物品を介した接触感染は多くないが[6]，握手・抱擁・キスなど感染者との直接的な接触によって容易に伝播する。

基礎疾患をもつ高齢者が集団生活を行う介護施設や病院では，気づかれずに持ち込まれたウイルスによって患者・入所者間の感染が生じ，無症状ないし軽症の職員間の感染連鎖も重なって，きわめて多くの集団感染が発生した[7]（図1）。

このように，症状の有無にかかわらず，すべての人が感染源となりうるこの疾患のウイルス伝播を防止するために，下記のような感染防止対策が考案された[2]。

1）3つの密（密閉・密集・密接）の回避
2）人と人の距離の確保
3）マスクの着用
4）手洗い等の手指衛生
5）換気
6）人流や人との接触機会の削減

政府は，このような感染対策を含む暮らし方を「新しい生活様式」と呼び，すべての国民に感染対策のために日常生活のあり方を変更することを提案した。医療機関等においては，患者への面会を制限することが求められ，介護施設や病院，緩和ケア病棟で過ごす人々の生活のあり方や家族との関係性は大きく影響を受けることになった。

```
1. 感染が疑われないまま入院した患者，外勤先や「3つの密」
   環境・家族から暴露した医療従事者
          ↓
2. 感染が他の患者やスタッフに伝播
          ↓
3. 休憩室や共有機器，密集した会合などでスタッフ内に拡大
          ↓
4. 発症したスタッフが受診，あるいは重症化した患者の発生
   などにより院内感染発覚

★無症状～ごく軽症のスタッフの感染連鎖が起きると病棟を超
 えた大規模集団感染となってから発覚する可能性あり
```

図1　院内感染はどのように起こっているか
（厚生労働省クラスター対策班の分析）
（押谷 仁「COVID-19への対策の概念」を参考として作成）

表1　望ましい死の達成度：good death inventory

・痛みが少なく過ごせる	・人として大切にされる
・からだの苦痛が少なく過ごせる	・人生を全うしたと感じられる
・穏やかな気持ちで過ごせる	・納得が行くまで治療を受ける
・臨んだ場所で過ごせる	・自然に近いかたちで過ごせる
・楽しみになるようなことがある	・大切な人に伝えたいことを伝える
・医師を信頼できる	・先々に起こることを詳しく知っておく
・人に迷惑をかけない	・病気や死を意識せずに過ごせる
・家族や友人と十分に時間を過ごす	・人に弱った姿を見せない
・身の回りのことが自分でできる	・生きていることに価値を感じられる
・落ち着いた環境で過ごせる	・信仰に支えられる

（文献9より引用）

緩和ケアの対象者のニーズと方策

　緩和ケアは，深刻な病をもつ患者とその家族を対象とし，両者のQOLの向上を目的とした全人的ケアである[8]。緩和ケアの対象となる患者と家族のニーズは多様であることがこれまでの研究によって示されている。宮下らが開発した緩和ケアにおける望ましい死の尺度，good death inventoryによると，痛みやからだの苦痛が少なく過ごせる，穏やかな気持ちで過ごせる，といった患者本人の心身に関すること以外に，家族や友人と十分に時間を過ごす，大切な人に伝えたいことを伝える，などが望まれることが分かっている[9]（**表1**）。たとえ入院中であっても，患者と家族が場を共にしてコミュニケーションを深めるために，面会や外出の機会を十分に確保することが求められる。

　さらに重要なことは，患者と家族の間に考え方の相違や葛藤があるときの援助である。たとえば，患者は自宅で最期を迎えることを希望しているが，家族は病院でのケアを望む場合や，患者本人は治療の中止を望んでいるが，家族は少しでも長生きしてほしいとの思いから治療の継続を希望する場合などである[10]。ケアにあたる各専門職には，両者が話し合える環境を設定し，両者の思いを尊重しつつ利用できるリソースや選択肢を提示して，困難な意思決定に共に取り組むことが求められる。

3

表 2　COVID-19 の感染対策と緩和ケアの比較

	COVID-19 感染対策	緩和ケア
おもな対象	まだ罹患していない人々	深刻な病に罹患した人とその家族
介入の時期	罹患前の予防的介入	罹患後に発生する問題への介入
目　標	集団全体の罹患数・死亡者数の抑制（数えられるもの）	個別の患者とその家族の QOL の向上（数えられないもの）
重視されること	集団全体の感染拡大リスク・死亡リスクの増大に応じて，社会全体の対応を随時強化する	患者とその家族の個別かつ多様なニーズに対し，多職種での対応を予防的・継続的に行う
具体的な方法	感染経路の遮断，人と人の接触の抑制	コミュニケーション，多面的介入，人と人の関わりの支援

COVID-19 の感染対策の本質と緩和ケアの本質

日常生活のなかで生じる微小な飛沫により感染が伝播する COVID-19 の感染対策の要点は，人と人の近距離での直接的な接触を削減することにある。一方，緩和ケアの要点は，患者と家族がお互いの思いを理解し，死を意識せざるをえない状況での困難な意思決定を共に行っていくことを支援することにある。感染対策と緩和ケアを対比すると，表面的にはこの 2 つを両立することは困難なように見える。ただ，その理由は，それぞれの方策が異なる状況や目標に焦点を当てていることに由来する（表2）。

感染対策の目標は，新たな罹患者や死者数を最小限に抑制することである。特に，感染が急速に広がり，医療システムが適切に機能しなくなるリスクが高まった状況においては，多くの人命が失われることを防ぐために，人流や人と人の接触を緊急的に制限することを必要とする。感染対策の本質は，未罹患の不特定な集団を対象とし，社会状況に応じて臨機応変に行われる公衆衛生学的な介入といえる。一方，緩和ケアは，すでに深刻な疾病（感染症を含む）に罹患した患者とその家族を対象に，多職種によって多様なニーズを把握しながら継続的に提供される。緩和ケアの本質は，特定の患者とその家族を対象とし，個別性を重視して行われる全人的な臨床的アプローチである。

この 4 年間に行われてきた感染対策と緩和ケアのあり方に関する現場の葛藤は，緊急時にのみ行われるべき人と人の接触を制限する対策が恒常的に持続されることにより増大した。公衆衛生倫理の主要な原則の 1 つに，「侵害の最小化（least infringement）」あるいは「強制的な手段の最小化（least restrictive or coercive means）」がある。集団の感染を抑制することを目的とする対策が正当化されるのは，その有効性が個々人の自由と権利の制限による不利益を上回ることが明らかな場合に限られる[11]。病院や介護施設での面会制限・外出外泊制限などは，感染拡大が著しい状況のみに限られることが望ましい。

一方で，COVID-19 の感染による重症化リスクを考慮すると，病院や介護施設での集団感染予防対策は継続されるべきである。集団感染予防のための基本対策は，職員-職員間，職員-患者間，患者-患者間の感染経路の遮断である。マスクの着用，手指衛生，3 つの密の回避，症状出現時の早期の検査と休業など，患者と家族にできるだけ負担を生じない感染経路遮断対策を継続し，集団感染によって命が失われるリスクを低減することが必要である。

おわりに

COVID-19 パンデミックに対する感染対策は，人々に生活様式を変更することを迫るものとなった。しかし，感染症から命を守るために，人と人の距離をとり人と人の接触を制限する対策を常時継続することは，社会的に弱い人々をさらに孤立させ，生きる喜びを失うことにつながる。

がん治療と緩和ケアが統合されつつあるように，感染対策と緩和ケアが両立されることが望ま

れる。感染対策と緩和ケアはそれぞれ異なる目標をもつアプローチである。深刻な病にある患者の個別性と，感染症の拡大と収束により変化する社会と医療の状況を踏まえて，感染対策と緩和ケアの専門家が協力し，バランスのとれたアプローチを随時検討して実行するべきである。数としての命を守るだけではなく，1人ひとりの命の尊さを共有し，人々の苦難と希望を共にするアプローチが求められている。

文献

1) WHO. Coronavirus disease（COVID-19）pandemic. Overview.〔https://www.who.int/europe/emergencies/situations/covid-19〕（2023.10.1 アクセス）

2) 新型コロナウイルス感染症対策本部決定／新型コロナウイルス感染症対策の基本的対処方針．令和3年11月19日（令和5年2月10日変更）.〔https://corona.go.jp/expert-meeting/pdf/kihon_r_20230210.pdf〕（2023.10.1 アクセス）

3) 日本ホスピス緩和ケア協会：「緩和ケアの基準」（2022年12月25日最終改定）.〔https://www.hpcj.org/what/kijyun.html〕（2023.10.1 アクセス）

4) Role of Aerosol Transmission in COVID-19.SAGE Environment and Modelling Group〔https://www.gov.uk/government/publications/nervtagemg-role-of-aerosol-transmission-in-covid-19-22-july-2020〕（2023.10.1 アクセス）

5) 尾身　茂：1100日間の葛藤―新型コロナ・パンデミック，専門家たちの記録．日経BP, 2023

6) CDC：Science Brief: SARS-CoV-2 and Surface（Fomite）Transmission for Indoor Community Environments.〔https://stacks.cdc.gov/view/cdc/104762〕（2023.10.1 アクセス）

7) 押谷　仁：COVID-19への対策の概念（2020年3月29日暫定版）.〔https://www.jsph.jp/covid/files/gainen.pdf〕（2023.10.1 アクセス）

8) 大坂　巌：わが国におけるWHO緩和ケア定義の定訳―デルファイ法を用いた緩和ケア関連18団体による共同作成．Palliat Care Res **14**：61-66, 2019

9) Miyashita M, Morita T, Sato K, et al：Good death inventory: a measure for evaluating good death from the bereaved family member's perspective. J Pain Symptom Manage 35：486-498, 2008

10) National Consensus Project for Quality Palliative Care.（2018）. Clinical Practice Guidelines for Quality Palliative Care.〔https://www.nationalcoalitionhpc.org/ncp/〕（2023.10.1 アクセス）

11) 武藤香織，磯部　哲，井上悠輔，他：今後の新型コロナウイルス感染症（COVID-19）対策における倫理的法的社会的課題（ELSI）の観点からの提言．第113回新型コロナウイルス感染症対策アドバイザリーボード資料.〔https://www.mhlw.go.jp/content/10900000/001036023.pdf〕（2023.10.1 アクセス）

2. 新型コロナウイルス感染症が医療と社会に与えた影響と今後の展望

細田満和子

（星槎大学）

世界的課題としてのグローバルヘルス

私たちは今，国境を越えたグローバル社会に生きている。人や物は国境を越えて流動的に移動し，インターネットの普及により知識や情報が世界中を駆け巡っている。感染症についても同様，グローバル化が進むにつれ感染拡大の危険性が高まっている。

健康のことは，世界規模で解決しなくてはならない。このことを再認識させたのは，2019年末に始まり世界を巻き込むパンデミックとなったCOVID-19である。COVID-19の世界的流行では，ほとんどすべての国が感染予防対策を講じており，多くの国が国境での対策—いわゆる水際作戦—を講じた。しかし私たちはグローバルにつながっているので，いくら国境封鎖をしても，地球上のすべての場所で強靭な保健医療システムが確立されないかぎり，世界全体が感染の危機を免れることはできない。

世界保健機関（WHO）のテドロス事務局長は，2020年3月11日にCOVID-19がパンデミック（世界的な大流行）に至っているとの認識を示した[1]。全世界で2億人以上が感染し400万人あまりの人命が奪われたが，2020年末にワクチンが開発されると迅速にワクチン接種が進められた[2]。欧米各国や中国や日本での普及とともに，WHOが主導して2020年に発足したCOVAXというCOVID-19ワクチンを共同購入して途上国などに分配する国際的な枠組みによって，一部の豊かな国だけでなく世界中に行き渡る努力もなされた[3]。

このような保健医療における地球規模での協調的な対応は，感染症対策に限らず，慢性疾患や精神疾患など，あらゆる領域で必要になってきており，人々の健康を守るためには，保健医療だけでなく貧困，ジェンダー，生態系のバランス，環境などさまざまな領域が複合的に影響することも知られている。私たちは，未来の世代に平和で住みよい環境を残さなくてはならず，そのためには，さまざまな分野にわたる国際的な連帯，協力，交流が必要である。

COVID-19状況下での問題

パンデミックが宣言された2020年の春以降，多くの国では，COVID-19感染拡大を防止するために，いわゆる水際作戦，都市のロックダウン，商店の営業停止命令や，ウイルス拡散を抑制するとされるマスクの着用命令，学校閉鎖，大規模なPCR検査などさまざまな対策が行われてきた。それにもかかわらず，やはり感染は拡大していき多くの感染者や死者が出た。

また戦争の比喩が使われたのもCOVID-19の特徴だった。たとえば世界の政治家たちは，自分たちはコロナウイルスとの「戦争の最中」にあり，今は「戦時中」であると言っていた。また報道でも，集中治療室（ICU）と救急救命室（ER）は「戦争地帯」であり，医師や看護師ら「兵士」が決死の戦いをしていると称賛したりしていた。病気への対応が「戦争」や「闘い」の隠喩をまとうことは珍しくないが，これには問題が多くある。実際の戦争を過小評価する一方，「戦時中」をうたうことで医学的予防手段であったものを社会的統制の手段に変えるリスクがあるからだ。病を隠喩で飾り立てるのはやめて，あくまで誰しもがか

かりうる「病」としてみることが必要である[4]。

　COVID-19 の感染爆発によって，医療資源・生命倫理・健康格差などの医療問題，学校閉鎖による教育問題，さらに都市ロックダウンや経済活動低下によるさまざまな問題が明らかになってきた。特に，障がいや病のある人，低所得者，人種・民族的マイノリティ（外国人労働者），女性・少女，セクシュアル・マイノリティ，エッセンシャルワーカーなど，かつてから脆弱な（vulnerable）立場にある人たちが，COVID-19 の感染拡大と，それへの対応によってより困難な状況になった[5]。また，初期に感染拡大があったアジア人に対する差別や，感染者に対する差別も大きな問題となった。

　今，災いがグローバルに起こるのと同時に，解決もグローバルに行われることが，多くの人の共通認識になりつつある。ここでは，COVID-19 の状況において生じた問題状況を医療，教育，社会経済，差別・スティグマの領域に整理し，それに対する国際社会や各国政府やアカデミアや市民社会による取り組みを概観する。そして今回の経験を踏まえ，私たちは今後どのような社会を築いていこうとするのかを考察する。

医療の不足─医療資源の配分と生命倫理

　COVID-19 は，呼吸器に重篤な障害が生じるため，対症療法として人工呼吸器や ECMO が使用された。しかし当初，これらを必要とする患者の数に医療機器の数が追いつかなかった。そこで，誰が人工呼吸器を使えるのか，誰が ECMO を使えるのかといった，災害時医療におけるトリアージの概念が導入された。これは，1 人ひとりの患者に最善を尽くすという平時の医療から，できるだけ多くの生命を助ける医療への転換が迫られたことといえる。

　このようななかで，こうした人工呼吸器の配置についてのガイドラインをあらかじめ作成しているところもあった。たとえばアメリカでは，2020 年 5 月の時点で，26 州が人工呼吸器の配置についてのガイドラインを作成していた[6]。ニュー

ヨーク州で公開された「感染症の世界的大流行を想定した人工呼吸器の使用方法に関するガイドライン」では，「『今の重症度』だけで判断してカラーコード（重症度の指標）を決める」「48 時間治療をしても回復しなければ場合によって人工呼吸器を外す」などといった基準が記載されていた。

　それでも多くの国で医療者は，感染爆発時における人工呼吸器の配分の判断を迫られ，精神的に大きなダメージを受けた。また，人工呼吸器利用者や関係者も，トリアージに対して「生きるに値する命」を選別する優生学的な匂いを感じて，大きな不安を覚えるようになっていた。平時から非常事態を想定し，医療が不足した場合にどのような基準で対応すればよいのかを，管理者や現場のレベルでそれぞれ準備しておくことが必要だということが改めて確認された。

教　育

　COVID-19 が世界的に拡大しているなか，社会的距離をとることが重要な予防法として示され，多くの国で学校を休校にするという措置がとられた。ユネスコによると，学校閉鎖を全土で行っている国・地域は 180 以上で，全世界の児童・生徒・学生の 91.3% 以上に当たる 15 億 7600 万人が COVID-19 による休校措置のため学校に通えなくなった。難民キャンプでは，食糧や健康安全が最優先されるために，教育系の国際機関や NGO は撤退を余儀なくされた。ユネスコのアズレ事務局長は，「学校のない世界という，以前は考えられなかったことが現実になった」と言った[7]。

　休校の間の対応として，オンラインで授業を行う学校が次々と登場した一方で，自習ばかりという学校もたくさんあった。これは，教員側のオンライン授業への取り組みが積極的なところとそうでないところという違いも関係していた。同時に，生徒の側にも自宅などでオンライン授業を受信できる環境にあるか否かという違いがあった。そのなかで教育格差がさらに広がるのではないかという危惧も出された。教育格差というのは，できる子・できない子が生まれるといった問題では

なく，出身階層（家庭の経済状況）や出身地域など本人ではどうしようもない初期条件と，教育の結果（学歴や職業・収入）とが強く相関してしまっているという問題を指している[8]。

表面的には平等に見える国でも，実は社会・経済的地位によって住む場所が違うことで教育水準が異なっている。また，大学進学を大前提に初等・中等教育を行っている地域と，そうでない地域もある。また教員においても，都会と地方では保護者から受ける期待やプレッシャーは異なり，教員の教育への熱意に差が出てくることも指摘されている。こうしたもともとの教育格差に加え，オンライン授業の実施が困難な学校があったり，自分のパソコンや個室がなくてオンライン参加が難しい子どもがいたりして，COVID-19の休校によって教育格差が拡大した。

教育のデジタル化は1つの大きな流れになっていくだろうが，「誰も取り残さない」ことが最重要課題になってくる。世界中の子どもたちの学びへのアクセスがより容易になるために，どのような方法をとるべきかを，今後も模索していくことが必要だ。

社会経済

社会経済的地位（socio-economic status）が低い集団において，健康度が低くなることは，公衆衛生の多くの研究によって示されている。特にアメリカにおいては，一般に所得が高い集団と低い集団を比べると，高所得の集団ほど平均余命が長いことが明らかになっている。また低所得者層では健康保険に加入している割合が低く，たとえ保険に入っていたとしても低い掛け金のプランなので，受診したときの自己負担金が高く，体調不良でも受診しない人が多くいる。

COVID-19はこうした健康格差をより浮き彫りにした。COVID-19に感染するリスクは，人種や民族，医療へのアクセス，職業によって異なっていた。たとえば，アメリカにおいて，ヒスパニック系のCOVID-19の感染率は白人と比べて約2倍であり，黒人やヒスパニック系のCOVID-19による死亡率は白人の2倍であった。ネイティブ

アメリカンに至っては，死亡率は2.4倍であった。また，エッセンシャルワーカーやインフラ関係労働者といった低賃金のサービス業や肉体労働に従事している低所得者層に，感染被害が多く出た。それは社会的距離をとりづらい状況にあるうえ，人と接する機会が多く，テレワークが難しく，公共の交通機関で移動しているからである。また，彼らは多世代で暮らすのが一般的なので，1人が感染すると家族内で広がってしまうことも指摘された。誰でも感染する可能性はあるが，COVID-19感染の広がり方や感染者の置かれた状況はきわめて不平等なのだ[9]。

アメリカ以外の国においても，医療へのアクセスの格差に加え，就労環境や収入といった社会的条件による格差によって，COVID-19状況下で大きな健康格差が生じていた。こうした健康格差があるかぎり，感染症を制圧することは難しいままである。なぜなら，社会はつながっているからである。いくつかの国では，COVID-19への感染の有無に関係なく，国民すべてに一時金を送るということをした。これはベーシックインカムを思い起こさせる措置で，社会保障の1つのあり方として真剣に考える価値があると思われる。

差別・スティグマ

COVID-19に対するスティグマや，孤独や自殺などのメンタルヘルスの問題といった社会心理的な側面への注目も重要である。E. ゴフマンは，常人と貶められる人とに，人を二分しようとする社会の仕組みをスティグマ（stigma）といった[10]。スティグマは，社会，文化，歴史を通して，人々の態度や価値に深く根を下ろし，日常生活のさまざまな場面における行為を操作している。健康という文脈における社会的スティグマは，ある特定の疾患をもつ人々に対して，社会的に貶められるようなレッテルを貼り，普通の人とは別の扱いをし，社会的地位を損なうような体験を強いて差別することである。このスティグマは，疾患を抱える人々だけでなく，医療者，介護者，家族，友人，地域社会にも及び，同様の影響を与える。そこで，周囲の人々は，疾患をもつ者との関係を

断とうとすることもある。こうして感染者（や家族）は孤立し，孤独に陥るリスクにさらされるのである。

　一般にパンデミック中に発生する差別的行為では，「よそ者」，つまり外国人，少数民族，社会の少数派などがターゲットになりやすい[11]。COVID-19では当初，中国の武漢から感染報告があったことから，差別のターゲットとなったのはアジア人やアジア系の人々だった。差別は，公共の場での口頭による攻撃やソーシャルメディアでの嫌がらせのほかに，暴力を振るわれた例もあった。欧米では，従来からあったアジア人に対する偏見が，COVID-19をきっかけに高まったともいわれている。これに対しては，市民社会団体や研究者による対応があり，ヘイトクライムを防ぐための法律を強化している国もある。

　イタリアの物理学者パオロ・ジョルダーノは，COVID-19大流行中の2020年2月末から3月上旬にかけて書いた27本のエッセイをまとめた著書のなかで，「感染症とは，僕らのさまざまな関係を侵す病だ」[12]と書いた。ジョルダーノも，ローマのスーパーマーケットで日本人の母親と娘が，2，3人の男たちから「何もかもお前らのせいだ，さっさと国に帰れ」と怒鳴られたというエピソードを書いていた。

　感染者に対する差別もあった。日本では，感染した当事者，当事者への濃厚接触者，医療者，療養者を泊めた宿泊施設関係者，その家族などが，スティグマの対象となることもあった。感染当事者が非難されたり心ない言葉を言われたりして，離職や引っ越しをせざるをえなくなったケースや，医療従事者の子どもが学校でいじめにあったり，保育園で預かりを拒否されたりといったケースも報告された。そこで事態を重くみた政府によって，新型コロナウイルス感染症対策分科会のなかに偏見・差別とプライバシーに関するワーキンググループが設けられたり，都道府県や人権団体などによって偏見や差別やいじめの防止の啓発活動が行われたりした。

　COVID-19による孤独感，それによるうつ病や自殺などのメンタルヘルスの問題についても，世界的に起きていることが指摘された。このスティ

グマやメンタルヘルス問題の背景にある，他者への恐怖や不安や孤独感といった問題を解決するために必要なのは，不確実性への対処，ソーシャル・キャピタル，社会的連帯である。アートもその1つに数えられるだろう。

　WHOでも，スティグマが社会的結束を弱め，ターゲットになった人々の社会的孤立をより促進することが指摘された。これまでの感染症とスティグマの歴史のなかでも，人は差別を恐れて疾患を隠すようになり，さらに感染が拡大することが繰り返されてきた。よってスティグマをなくすことは，病者当事者を差別や孤立から守るだけでなく，感染症拡大を止めることにも大きく寄与する。

　国際機関やマスメディアやソーシャルメディアでも差別的な事件が報道され，世界的な現象であることが確認された。大規模データ分析により，Twitter，Instagram，YouTube，Reddit，Gabなどの SNS が，COVID-19に関する情報拡散に大きな影響があったことが明らかになったが，このなかには差別を助長するインフォデミックに当たるものも多くあったという[13]。

　スティグマを助長して健康を脅かし，人々を分断するようなメディアに対しても，対策を講じる必要があるだろう。また，メディアで使用されるCOVID-19に関する言葉そのものにも，細心の注意を払うことが大切である。たとえばCOVID-19患者について話すときの言葉遣いに気をつけるだけで，差別やスティグマを削減することができる。WHOは，病名に地名や民族名を付けず，「COVID-19を持っている人」や「COVID-19の治療を受けている人」「COVID-19から回復している人」「COVID-19により亡くなった人」と言うことを推奨してきた（WHO, 2020）。また変異株についても，国名や地域名で呼ばずに，アルファベットの名前を付けるようになった。

問題解消の切り札としての国際協働

　以上のように，COVID-19は単に身体的なダメージだけではなく，私たちの社会を分断し，格差や偏見を助長するような社会的な病である。そ

れに対しては，私たち自身の認識や行動によって状況を改善することができる。人々が，内と外を分けるような分断の意識を捨て，連帯の意識をもつことが重要なのだ。

2020年末にワクチンが開発されてからは，さらなる協調が必要になってきた。それが形になったのが前述のCOVAXだ。これは，高・中所得国がCOVID-19ワクチンを共同購入し，途上国などに無償で分配する国際的な枠組みで，2020年に発足した。WHOが主導し，途上国へのワクチン普及を進める国際組織Gaviワクチンアライアンスや感染症流行対策イノベーション連合（The Coalition for Epidemic Preparedness Innovations；CEPI）などと連携して取り組み，多いときでは180以上の国・地域が参加していた。

WHOはCOVAXを，「パンデミックによる公衆衛生と経済への影響を軽減する唯一の方法だ」と言い，この意義を訴えた。2021年6月の時点で確保したワクチンは計23億回分で，G7サミットでは途上国への10億回分のワクチン提供に合意した。冒頭でみたように，すべての国でCOVID-19を制圧しないかぎり，感染拡大を防ぐことはできない。GaviワクチンアライアンスのCEOであるセス・バークリー博士やWHOのテドロス事務局長は，ヘルスセキュリティは保健省や医療従事者だけの問題ではなく，経済界や国家全体，地球全体で取り組むべき課題であることを示した。

マルチ・ステークホルダーの協働による共生社会へ

以上でCOVID-19が単に伝染性の呼吸器疾患としてだけでなく，広く私たちのコミュニティにさまざまな問題を与えたこと，そしてその解決のためには地球規模で協働すべきことを記した。この複合的な問題を完全に解決するには，ヘルスケアや医療の専門家が尽力するだけでは不十分で，多様なステークホルダーが政治的，経済的，インフラ的など統合的な視点をもちながら協力して解決策を模索しなければならない。

WHOは，健康とは単に病気がないという状態ではなく，身体的・精神的・社会的に健全な状態であると憲章のなかで定義した。栄養のバランスがとれた食事，良質の睡眠，適度な運動は健康にとって大切だが，同時に，貧困でないこと，失業していないこと，住む場所があること，他者と良好な人間関係を保っていることなども健康と大きく関わっている。体と心が健全な状態にあり，良好な人間関係のもとで安定した社会生活を送ることで，人は健康な状態になれる。このように社会活動のすべてが人々の健康，すなわちパブリックヘルス（＝公衆衛生）につながっていることは，健康の社会的決定要因（social determinants of health）といわれている。

所得，学歴，人種・民族，住んでいる場所，働いている職種などのさまざまな社会経済的な地位によって，人の健康（平均余命や慢性疾患の有病率など）に差が出てくることが明らかになり，これは健康格差といわれている。健康格差をなくすことは公衆衛生の目標であり，世界中で自然環境が守られ，平和が維持され，経済活動が安定して雇用や教育機会があり，医療が整備され，良好な人間関係が営まれることでみんなが平等に健康となる。これは，「プラネタリーヘルス」といわれるような，この地球に住む生きとし生けるものすべての健康につながる。

COVID-19の状況では，貧困層，女性，人種的マイノリティがより大きな影響を受けており，脆弱な人々がさらに脆弱になっていて，SDGsのような統合的な解決策が大いに求められる。そして，多国間の対話と調整が重要であり，世界中の国が参画するCOVAXなどの国際協力が実践された。世界は，COVID-19への対応を通じて統合的なアプローチをとることを共通認識とできるようになったといえるかもしれない。ただし，パンデミック時には，個人の健康や経済への不安，政府への信頼の低下などにより，援助国の国民の開発援助への支持が弱まる可能性があることも指摘されている[14]。援助国の国際協働が国民の理解を得られるため，国内の諸課題にも目を向け，最も弱い立場にあるステークホルダーを包含する意識や，他者へのケアが求められる。

世界の健康問題は，COVID-19だけではない。

エボラや西ナイル熱などの感染症，慢性疾患，認知症など，多岐にわたっている。複合的な問題があることを把握して，解決策を考え，実行するためには，国際社会と国内での当事者，患者会，ピアサポーター，アドボケーター，家族，医療者，介護者，メディア，研究者，企業，政策決定者，行政などあらゆるステークホルダーの対話が必要だ。社会に混乱が起きている時期だからこそ，最も弱い人の置かれている状況を見過ごすことなく，その目線に立って問題を見出していくことが重要である。そこで見えてくるもののなかにこそ，共生を考えていくヒントがある。

文献

1）Tedros G：Urgent health challenges for the next decade, 2020.〔https://www.who.int/news-room/photo-story/photo-story-detail/urgent-health-challenges-for-the-next-decade〕（2021.6.28 アクセス）

2）CSSE（The Center for Systems Science and Engineering）at Johns Hopkins University：COVID-19 Dashboard（2021）〔https://coronavirus.jhu.edu/map.html〕（2021.6.28 アクセス）

3）Guterres A：Step up global plan for COVID-19 vaccines, UN chief says in message to World Health Assembly, 2021.〔https://news.un.org/en/story/2021/05/1092592〕（2021.6.28 アクセス）

4）Hosoda M：COVID-19 and the Metaphors of War. Budhi　**24**：131-140, 2020

5）Ledford H：Millions of black people affected by racial bias in health-care algorithms. Nature **574**：608-609, 2019

6）Piscitello GM, et al：Variation in Ventilator Allocation Guidelines by US State During the Coronavirus Disease 2019 Pandemic：A Systematic Review. JAMA Netw Open　**3**：e2012606, 2020

7）Azoulay A：Global Education Coalition, Message from Audrey Azoulay, UNESCODirector-General（2020）.〔https://bangkok.unesco.org/content/global-education-coalition-message-audrey-azoulay-unesco-director-general〕（2021.6.28 アクセス）

8）Hosoda M：Pandemic and Schooling. COVID-19: The otherside of living through the pandemic, p.149-164, Pahak Shamabesh Book, 2021

9）Owen WF Jr, et al：Failing another national stress test on health disparities. JAMA　**323**：1905-1906, 2020

10）Goffman E：Stigma：Notes on the Management of Spoiled Identity. Prentice-Hall, 1963

11）WHO：Social Stigma associated with COVID-19（2020）.〔https://www.who.int/docs/default-source/coronaviruse/covid19-stigma-guide.pdf〕（2021.6.28 アクセス）

12）Giordano P：Nel Contagio. Corriere della Sera, 2020.

13）Clinell M, et al：The COVID-19 social media infodemic, 2020.〔https://www.nature.com/articles/s41598-020-73510-5〕（2021.6.28 アクセス）

14）Schneider S, et al：Does the COVID-19 pandemic threaten global solidarity? Evidence from Germany. World Dev　**140**：105356, 2021

3. 新型コロナウイルス感染症に罹患した患者への緩和ケア

西本哲郎　三好祐輔

（神戸市立医療センター中央市民病院 緩和ケア内科）

はじめに

2019 年 12 月に中華人民共和国湖北省武漢市で肺炎患者の集団発生が報告され，その原因が SARS-CoV-2（以下，新型コロナウイルス）だと判明したが，感染拡大のスピードならびに規模ともに凄まじく，2020 年 1 月 30 日には WHO は公衆衛生上の緊急事態を宣言するに至った。

わが国では新型コロナウイルスを 2020 年 2 月 1 日に指定感染症に，2021 年 2 月 13 日に新型インフルエンザ等感染症に指定し感染対策を行ってきた。新型コロナウイルスの感染拡大に伴い，医療ならびに介護を取り巻く環境はその対応を含め大きく変化しなければならなかった。医療に焦点を当てると，医療従事者は感染拡大防止のために感染対策を日頃からとる必要が生じ，その手段として手術や検査が制限され，多職種協働で実施しているチーム医療を今までどおり実施することが困難となり，入院患者は家族や友人との面会を制限されることとなった。これらの対策は緩和医療の理念の対極に位置し，緩和医療・緩和ケアのあり方自体が問われる事態ともなった。

2023 年 5 月に 5 類感染症となり，社会としての新型コロナウイルスへの対応は緩和される方向となったが，ウイルス自体の感染力が低下したわけではなく，新型コロナウイルスは変異をしながら季節に関係なく流行を繰り返している。このような制限があるなかでの新型コロナウイルス感染症（以下，COVID-19）患者への緩和ケアについて，国内外の動向や自施設での経験を含めて述べたいと思う。

パンデミック当初の海外ならびにわが国の緩和医療としての対応

新型コロナウイルスは下気道への親和性が高く，呼吸器症状としては咳嗽や息切れを呈する。2020 年の流行当初のデータとしては，入院患者のうち 17 ～ 35 ％は重篤な低酸素呼吸不全に至り[1]，病状が悪化する場合には，症状出現から約 1 週間で酸素投与が必要となり，10 日以降に集中治療室での治療が必要となるなど，重症化するまでの速度が非常に速いため，治療方針に沿って迅速に症状緩和を行う必要が生じた。

国外では 2020 年 3 月に Etkind らが緩和ケアとホスピスケアの役割と対応についての指針を Rapid review として発表したが[2]，この論文は投稿から採択までわずか 1 日という異例の速さでの対応だった。そこで示された緩和ケアとホスピスケアで対応可能なこととして，迅速かつ柔軟な対応，症状緩和と心理的サポートは利用できる，コミュニケーションの重要性などの 8 つの項目が挙げられ，長期的には緩和ケアとホスピスケアがパンデミック時の計画に優先的に組み込まれるべきであると結論づけられた。この声明を受けて，緩和医療に従事する医療者は，おのおのの立場からその時々でできることを模索しながら行動し，たとえばタブレット端末を用いた web 面会の取り組みや，所属施設の感染対策を遵守しながら直接面会の機会を増やすための努力を行った。そしてその過程で得られた経験や絆は，われわれにとって大きな勇気となった。

また，欧州臨床腫瘍学会（European Society of Medical Oncology；ESMO）が 2020 年 4 月に COVID-19 患者への緊急的な緩和ケアのプロト

コールを示した[3])のをはじめとして，世界の各種団体から複数のガイドラインが示された。ESMOが示した COVID-19 患者への緊急プロトコールは，当時の混乱のなかでもがん患者に対する診療の継続への道筋を具体的に示すとともに，COVID-19 患者の苦痛緩和は実践しなければならないという強いメッセージでもあった。特筆すべきは経皮フェンタニル貼付製剤の使用をプロトコール内に記載したことである。簡便な経路でオピオイドを導入し，かつ医療スタッフの介入回数を最小限に抑える安全性を担保した対応方法であった。このプロトコールはエキスパートの意見を参考にして緊急的に作成されており，現在の医療状況においてはそのまま推奨されることはないが，パンデミックにおける患者への緩和医療として何を優先すべきかを語るうえで重要である[4])。

わが国では日本緩和医療学会の COVID-19 関連特別ワーキンググループが，2020 年 5 月に下気道症状のうち頻度の高い咳嗽と呼吸困難への対応として，日本緩和医療学会 COVID-19 患者の咳嗽への対応に関する手引き[5])，日本緩和医療学会 COVID-19 患者の呼吸困難への対応に関する手引き（在宅版）[6])，日本緩和医療学会 COVID-19 患者の呼吸困難への対応に関する手引き（病院版）[7])を発表した。各施設はこのプロトコールを参照し，各施設の事情も考慮したうえで COVID-19 患者への緩和ケアを行った。

COVID-19 の 2021 年末以降の特徴

新型コロナウイルスは変異を繰り返しているが，2021 年末に感染・伝播性が強いオミクロンに置き換わってからは，重症化する患者の割合はむしろ低下している[8])。そのため前述のような緊急的な急性期対応の必要性は少なくなってきているが，依然として重症化リスクのある患者に関しては注意が必要である。また近年問題となっているのは COVID-19 罹患後の一部の患者に生じる post COVID-19 condition（以下，罹患後症状）である。

WHO は COVID-19 罹患後の症状を「新型コロナウイルスに罹患した人にみられ，少なくとも 2 カ月以上持続し，また，他の疾患による症状として説明がつかないもの」と定義している[9])。入院中に重症度が高かった患者ほど罹患後症状が遷延することが報告されており[10])，重症化リスクのある基礎疾患[11]) と post COVID-19 condition の臨床徴候は，症状緩和を行ううえで理解しておく必要がある。COVID-19 患者のうち罹患から 12 カ月後に 5％以上の患者に残存する症状として，13％：疲労感・倦怠感，9％：呼吸困難，8％：筋力低下，集中力低下，7％：睡眠障害，記憶障害，6％：関節痛，筋肉痛，5％：咳，喀痰，脱毛，頭痛，嗅覚障害，味覚障害が挙げられる[10])。罹患後症状に特化した症状緩和の方法があるわけではなく，合併症の特徴を理解したうえで，今まで培ってきた緩和医療の知識と経験をもとに，各臓器の専門家と協働して症状緩和を行う必要がある。

当院での対応

当院は第一種感染症指定医療機関として 2020 年 3 月から重症患者を中心に入院加療を行っており，2023 年 3 月までに 2,344 名の治療を行い，2023 年 10 月時点でも対応を継続している。厳格な感染対策を行いながらの治療介入が必要であり，COVID-19 患者の治療に特化した専用の臨時病棟を建設し，2020 年 11 月から専用臨時病棟の運用を開始した。COVID-19 患者の治療は内科医（特に感染症科，呼吸器内科），集中治療医，集中治療対応の可能な看護師，理学療法士などが多職種で治療チームとして対応し，基本的な症状緩和の指針[12])（図 1）については院内で周知することで薬剤の選択を治療チームに委ねつつ，難治性の苦痛症状，社会的な問題，倫理的な問題が生じた場合に緩和ケアチームも協働して対応を行った。緩和ケアチームで介入した COVID-19 患者のなかで，印象的であった事例を紹介する。

〈Case1〉抜管後の呼吸苦に対して少量のモルヒネ注射剤が奏効し，リハビリ転院が可能となった事例

77 歳，男性。腎細胞がんの多発転移に対する化学療法中に COVID-19 肺炎を罹患し，ARDS（急

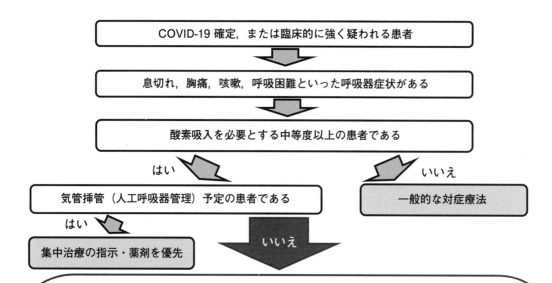

図1 当院の COVID-19 の呼吸器症状緩和に対するオピオイド使用案

性呼吸促迫症候群）による1型呼吸不全のために入院。入院7日目に気管挿管＋人工呼吸器管理となった。気管挿管中はフェンタニル注射剤（600μg/日）を使用し，入院18日目に抜管できたが，抜管後の呼吸苦と頻呼吸の症状緩和目的で緩和ケアチームが介入した。入院19日目から塩酸モルヒネ注射剤3mg/日にオピオイドをスイッチし，症状に応じて塩酸モルヒネ注射剤9mg/日まで漸

増したところで本人の自覚症状が改善し，リハビリテーションも実施可能となった。その後モルヒネ注射剤は慎重に漸減し，入院38日目に終了することができた。酸素投与は入院41日目に終了し，入院72日目にリハビリ転院となった。

　高用量のフェンタニルから少量のモルヒネに変更することで呼吸苦が改善し，よい転帰が得られた事例であった。

〈Case2〉乳がん終末期の状況で COVID-19 に罹患し入院となったが自宅看取りを強く希望され，緊急で在宅調整を実施した事例

55 歳，女性。乳がんに対し 10 年にわたって加療をしてきたが，骨転移，肝転移の増悪に伴い化学療法が終了となり，短い月単位の予後であることが 2 週間前に告知されたところであった。本人・家人は動揺し，まだ今後の療養について十分な話し合いができていない段階で COVID-19 肺炎に罹患した。1 型呼吸不全で酸素は 3L/ 分を要していたが，呼吸苦は軽度だった。レムデシビルの投与を行ったが，肝転移に伴う肝不全の悪化と腎機能の低下を認め，本人はせん妄を伴いながら家族と会うことのできないつらさを訴えるようになった。

入院 1 日目から緩和ケアチームが介入し，呼吸苦と疼痛に対しては使用歴のあったヒドロモルフォン徐放製剤 2 mg/ 日での対応を行った。この時点で推定予後は数日である可能性を治療チームとも共有し，本人・家族を交えて緊急で今後の療養について話し合った。家人は動揺しながらも本人の意向にできるかぎり沿いたいと希望され，COVID-19 罹患中でも在宅看取り可能な在宅医と訪問看護ステーションとの調整を行った。入院 4 日目に自宅退院となり，その 3 日後に家人に見守られながら自宅看取りとなった。

ご本人の希望に沿った療養を叶えるために多職種の医療従事者と家族が協働して，緊急的に対応を行った事例であった。

〈Case3〉COVID-19 に対する体外式膜型人工肺（VV-ECMO）の継続について倫理的な問題が生じた事例

46 歳，男性。1 型糖尿病，腎移植後で免疫抑制剤を服用中だった。COVID-19 罹患後自宅にて療養を行い，いったん隔離解除となっていたが，発症から 2 週間後に呼吸苦の症状があり，当院救急搬送となった。新型コロナウイルス PCR が陽性であり，ARDS による 2 型呼吸不全と高度のアシデミアになっていた。

入院後に気管挿管＋人工呼吸器管理，持続透析を開始し，入院 6 日目に VV-ECMO を開始した。

本人は深鎮静下にあり他覚的には苦痛はないと思われたが，呼吸状態の改善は得られず，救命はきわめて困難と判断される状況になった。家族との面談で患者の推定意思を慎重に確認し，緩和ケアチームを含む多職種カンファレンスを経て，これ以上の侵襲的な治療は継続しない方針（withdraw）となった。多職種カンファレンスでは VV-ECMO の中止は臨床上妥当と判断したが，VV-ECMO 中止の院内体制が不十分として，院内の倫理委員会では VV-ECMO の中止は認められなかった。今後の方針として，患者の苦痛緩和はもちろん，治療チームと家人のケアも重要であることを皆で共有した。治療チームの不全感を多職種で共有し，家人に対しては今までの労をねぎらい，レッド対応中でも希望があれば PPE 装着をして面会を許可するなどの対応を行い，その悲嘆の軽減に努めた。入院 47 日目に死亡退院となったが，家人からは入院中の患者の頑張りを肯定的に捉える言葉と，医療者への感謝の言葉があった。

臨床上無益と思われる医療行為を継続する中で生じる葛藤を多職種で共有することで，お互いにバーンアウトせずに家族ケアにつなげることができた事例であった。

おわりに

新型コロナウイルスのパンデミックは，人と人，人と社会，といったつながりを分断し，緩和医療のあり方を考え直さなくてはならないのではないかという危機感をもたらした。しかし国内外の動向として，緩和医療のあり方はそのままに，感染対策と両立する道が模索され，さらにはこのような未曽有のパンデミックを経験したからこそ症状緩和やコミュニケーションの知識や技術の重要性を再認識することができた。緩和医療が今後さらに医療全般に貢献でき，そのための体制整備がなされることを願って，本稿の終わりとする。

文献

1) Wiersinga WJ, Rhodes A, Cheng AC, et al：Pathophysiology, Transmission, Diagnosis, and Treat-

ment of Coronavirus Disease 2019 (COVID-19) ; A Review. JAMA **324**：782-793, 2020

2) Etkind SN, Bone AE, Lovell N, et al：The role and response of palliative care and hospice services in epidemics and pandemics; A rapid review to inform practice during the COVID-19 pandemic. J Pain Symptom Manage **60**：e31-e40, 2020

3) European Society of Medical oncology（ESMO）：Introduction to the ESMO COVID-19 Palliative care pathways.〔https://www.esmo.org/covid-19-and-cancer/covid-19-resource-centre/covid-19-palliative-care-pathways〕（2023.10.8 アクセス）

4) 森田達也：ESMO の COVID-19 緩和ケアガイドラインの内容とスピードにびっくりした経験. 緩和ケア **30**：270-271, 2020

5) 日本緩和医療学会：COVID-19 関連特別ワーキンググループ特設ホームページ. 日本緩和医療学会 COVID-19 患者の咳嗽への対応に関する手引き.〔https://www.jspm-covid19.com/?p=252〕（2023.10.8 アクセス）

6) 日本緩和医療学会：COVID-19 関連特別ワーキンググループ特設ホームページ. 日本緩和医療学会 COVID-19 患者の呼吸困難への対応に関する手引き（在宅版）.〔https://www.jspm-covid19.com/?p=238〕（2023.10.8 アクセス）

7) 日本緩和医療学会：COVID-19 関連特別ワーキンググループ特設ホームページ. 日本緩和医療学会 COVID-19 患者の呼吸困難への対応に関する手引き（病院版）.〔https://www.jspm-covid19.com/?p=169〕（2023.10.8 アクセス）

8) Esper FP, Adhikari TM, Tu ZJ, et al：Alpha to Omicron: Disease severity and clicnical outcomes of major SARS-CoV-2 variants. J Infect Dis **227**（Issue3）：344-352, 2023

9) A clinical case definition of post COVID-19 condition by a Delphi consensus, 6 October 2021.〔https://www.who.int/publications-detail-rediect/WHO-2019-nCoV-Post_COVID-19_condition-Clinical_case_definition-2021.1〕（2023.10.8 アクセス）

10) 厚生労働省：新型コロナウイルス感染症（COVID-19）診療の手引き,〈別冊〉罹患後症状のマネジメント. 第 2.0 版, pp7-9, 2022〔https://www.mhlw.go.jp/content/001001502.pdf〕（2023.10.8 アクセス）

11) 厚生労働省：新型コロナウイルス感染症　診療の手引き（第 10.0）. p9, 2023〔https://www.mhlw.go.jp/content/001136687.pdf〕（2023.10.8 アクセス）

12) 木原康樹 監, 黒田浩一 編：神戸市立医療センター中央市民病院 新型コロナウイルス感染症対策マニュアル. メディカ出版, pp211-213, 2021

4. 新型コロナウイルス感染症の世界的流行時のアドバンス・ケア・プランニングの実践とその課題

田中美穂

（日本医師会総合政策研究機構）

はじめに

新型コロナウイルス感染症（COVID-19）は 2019 年 12 月末に中国・武漢における報告に端を発し，瞬く間に世界的流行に至った。日本では，2023 年 5 月，COVID-19 の感染症法上の位置づけが，それまでの「新型インフルエンザ等感染症（いわゆる 2 類相当）」から「5 類感染症」に変わった[1]。

COVID-19 をめぐっては，これまでにさまざまな研究が蓄積され，倫理的・社会的問題に関する多くの議論が提示されている。特に，終末期医療に関しては，北米や英国を中心に，治療・ケアに関する患者の希望や目標，患者の人生観や価値観を重視して医療従事者や家族らとあらかじめ話し合って共有するプロセスである「アドバンス・ケア・プランニング（advance care planning, 以下，ACP）」を重視する必要性が指摘された[2]。

本稿は，ACP の概念に関する基本的な内容を確認したうえで，1. 北米や英国，豪州を中心に提案された「パンデミック（感染症の世界的流行のこと）」時の ACP や事前指示，2. 日本で提案されたパンデミック時の ACP や事前指示，3. パンデミック時に提起された ACP 実践の課題について，特に，議論が活発に行われた北米・英国と，日本の状況を比較して提示する。本稿のおもな目的は，COVID-19 パンデミック時にどのような ACP のプログラムやガイダンスが提案されたのかを記録として残すことである。さらに，このような緊急事態において提起された課題は，ACP がもともともっていた課題やパンデミック以前に指摘されていた問題をより鮮明に浮き上がらせた

ともいえる。このため，終末期における治療方針の決定やその話し合いのあり方を検討するための資料とすることもまた，本稿の目的である。

ACP の概念

ACP は，患者当事者，家族や友人，医療・介護従事者などによる話し合いのプロセスであり，話し合われる内容は，医療やケアの目標，病名・病状や予後，心配事や価値観・人生観，そして，終末期における治療の希望を明記する「リビング・ウィル」と自分で判断できなくなった場合に自分の代わりに治療方針を決定する「医療代理人」の指名を含む，「事前指示」などである（図 1）。

事前指示は，ACP の一部である。日本では，ACP や事前指示を含む終末期医療に関する法律はなく，厚生労働省が 2007 年に策定したガイドラインがある。2018 年に改訂された「人生の最終段階における医療・ケアの決定プロセスに関するガイドライン」において，ACP の重要性が強調されている。

1. 北米や英国，豪州を中心に提案されたパンデミック時の ACP

COVID-19 の特徴として，パンデミックが始まった当初は，治療法や予防法が確立しておらず，患者が急増して人工呼吸器など医療資源の枯渇が懸念されていた状況で，急速に重症化して死に至るケースが相次いだ。このため，諸外国を中心に，重症化した場合に備えて，人工呼吸器による生命維持治療を望むかどうかを考える必要性が

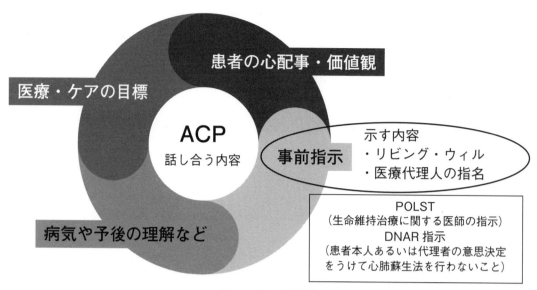

図1　ACP の概念[a]

（文献3より）

指摘された[4]。米国やカナダ，英国，豪州では，公的機関や民間団体が COVID-19 に合わせた ACP のガイダンスやテンプレートを発行する動きがみられた（**表1**）。

　表1に掲載した ACP ガイダンスはいずれも，COVID-19 パンデミックが始まった直後の 2020 年 3 月あるいは 4 月に発行されていた。その後，改訂されたものもある。たとえば，ACP 普及活動を行う米国の民間団体「Respecting Choices」は，2020 年 3 月に，ACP の話し合いを担う医療従事者，COVID-19 による合併症のリスクが大きい患者本人，あるいは，医療代理人・本人が指名した意思決定者との話し合いのきっかけや計画を担う医療・ケアチームのメンバーが使用できる，ACP ガイダンスを発行した。また，VitalTalk という，米国発の医療コミュニケーショントレーニング組織は，2020 年 4 月までに COVID-19 用のコミュニケーション・アドバイスブックを作成した[5]。これは，医療者向けに作られたもので，感染を心配する人や入院を避けたいと思っている人

との会話の仕方や，病院に来院するべきかどうか決める際，入院・集中治療室への入室が必要なときなどにどのような対話を心がければいいのか，具体的に助言している。英語版のみならず，日本語や韓国語，中国語，ベトナム語，ドイツ語，フランス語，フィンランド語，オランダ語など計 26 カ国語に翻訳して，2023 年 8 月現在も公開している[b]。

　また，英国・アイルランド緩和医療協会（The Association for Palliative Medicine of Great Britain and Ireland：APM）は，2020 年 4 月 6 日付で，「二次医療における COVID-19 と緩和ケア・終末期医療・悲嘆ケア　専門職の役割とケア支援のためのガイダンス ver.3」を発行していた。2023 年 8 月 15 日アクセス時点では，2021 年 1 月付発行の「二次医療における COVID-19 と緩和・終末期 ver.6」が最新のガイダンスとなっている[6]。この医療従事者向けのガイダンスは，ACP のみに焦点を当てたものではないが，COVID-19 流行時における臨床の意思決定について，重症患者が入院

---

[a] 以下の文献を参考にして作成した。Sudore RL, Lum HD, You JJ, et al：Defining Advance Care Planning for Adults: A Consensus Definition from a Multidisciplinary Delphi Panel. J Pain Symptom Manage 53: 821-832.e1, 2017. 神戸大学：これからの治療・ケアに関する話し合い―アドバンス・ケア・プランニング（人生会議）.〔https://www.med.kobe-u.ac.jp/jinsei/acp_kobe-u/acp_kobe-u/acp01/index.html〕

[b] 日本語版は 2020 年 4 月 15 日にアップデートされたものが最新版。

表1　米国，英国，豪州の COVID-19 に関する ACP ガイダンスの例

国	発行者	名称	概要
英国	Improvement Hub (ihub) Scotland 国民保健サービス（スコットランド）の保健部門	The Essential ACP （2020年4月発行，2021年6月 Ver.3発行。オンライン版も提供されたが，現在は NHS Education for Scotland によって停止）	Healthcare Improvement Scotland 内の組織が作成した，COVID-19 罹患時の ACP の話し合いのガイダンスとテンプレート。COVID-19 によって病状が非常に悪化する可能性が高い人たち，あるいは，すでに感染症やその他の健康問題で死に至る可能性がある人たちが ACP の話し合いをする際に，RED-MAP の枠組みを用いることを推奨している。RED-MAP の枠組みは，スコットランドで開発されたアプローチ。治療・ケアの計画，健康状態の悪化や死にゆくことについて話し合うための6つのステップで構成される。
	NHS England 国民保健サービス（イングランド）	Advance care planning guidance and template: Guidance and template in the context of coronavirus (COVID-19) （2020年4月発行，5月11日改訂）	COVID-19 罹患時の ACP は，治療について意思決定する場合や，重症化し救急サービスに連絡する必要がある，あるいは入院する場合にどのようなサポートが必要かを示すものと説明。COVID-19 によって呼吸が苦しくなり話ができないことになる可能性があり，普段自分を支えてくれる人や自分に代わって話してくれる人とコミュニケーションできなくなる可能性があると指摘した。ただし，この ACP は治療を拒否する事前指示やリビング・ウィルではないことに言及し，特定の治療を拒否する強い希望がある場合は，適切かつ合法的に記録できるよう，医療従事者に相談するよう促している。
豪州	Advance Care Planning Australia 豪政府が資金提供するプログラム	ACPA COVID-19 healthcare planning （2020年3月発行。現在は，ニュース一覧から見ることができるが，内容が変更されている）	GP，高齢者ケア提供者，医療提供者それぞれが，患者・利用者に対してどのような ACP の話し合い（AD の作成含む）を促したらよいのか，積極的な治療を望まない利用者・患者の存在を明らかにすること，対面相談が困難な場合の対処方法などを明示した。さらに，患者本人やその家族に対して，COVID-19 パンデミックにおいて病気が突然悪化するリスクに直面していること，なかには入院や積極的な治療を望まない人もおり，あらかじめ意思を示して共有しておくことの重要性を指摘した。（2020年4月10日アクセス時）現在は，推奨事項が変更され，積極的治療を望まない人が事前指示書を作成するのを促す点や，面談制限下の対処法などは削除されている。
米国	Respecting Choices 民間の普及啓発プログラム	Resources for having Proactive Planning Conversations in the context of COVID-19. （2020年3月発行）	医療代理人の選択，COVID-19 が重症化した際の患者の希望，どのような治療を優先したいかや治療の選択肢について話し合うプロセスを明記している。おもに医療従事者向け。
	The Conversation Project 非営利団体「米国医療改善研究所」	Being Prepared in the Time of COVID-19 Three Things You Can Do Now （2020年4月10日時点で発行済み。現在公開されているのは Ver.3）	医療代理決定者の選択，本人にとって重要なこと，COVID-19 が重症化した場合，どこで療養したいか，集中治療を受けたいか等を話し合うよう推奨している。現在は，COVID-19 関連のさまざまな資料（関連サイト，新聞記事，書式など）も併せて公開している。

（文献4をもとに最新の情報に更新）

表2　日本の学会や市民団体による提言・提案

発行者	名称	概要
日本老年医学会	新型コロナウイルス感染症（COVID-19）流行期において高齢者が最善の医療およびケアをうけるための日本老年医学会からの提言—ACP実施のタイミングを考える（2020年8月発行）	本提言は，高齢者が最善の医療・ケアを受けるために推進すべきことをまとめたものである。2019年に同学会が公表した「ACP推進に関する提言」の内容に沿っている。最善の医療・ケアを人生の最終段階まで受ける権利を保障するためにACPを推進すること，COVID-19発症前からACPを実施すること，適切な医学的判断によって回復が望めない場合には人工呼吸器等の治療を終了して看取ることも可能であることなどを明記した。
	COVID-19流行下において認知症の人を含めた高齢者と家族を支えるための学会員への提言（2021年9月発行）	本提言は，年齢差別を取り除くこと，課題や好事例を共有すること，本人や介護者へのケア・支援を充実させることの必要性を明記した。本人や介護者への支援において，COVID-19の治療方針の決定に際しては，個別的かつ多角的な検討が必要であること，意思決定支援の過程でACPの実践を推進することが明記された。
日本在宅ケアアライアンス	新型コロナウイルス感染症の中で在宅ケアを守るために（対処方針）（第1版）別紙　新型コロナウイルス感染拡大の中での在宅医療とACPのあり方について（2020年6月発行）	対処方針の別紙において，在宅医療におけるCOVID-19罹患者のACPの実践についてとりまとめたもの。ケアのゴールや高度治療についての話し合いをできるだけ早期に始め誠実に行うこと，多職種連携，本人の希望に沿った家族や親しい人々の話し合いへの関わり，対面による話し合いが困難な場合でも電話や機器を使用してコミュニケーションを図ることを提案した。認知症患者，末期がん患者がCOVID-19に罹患した場合，本人の意思を尊重し，家族の意向も踏まえて在宅療養も選択肢の1つとなることを提案。障害者が罹患した場合は，本人の意思を尊重し，意思決定能力が不十分な場合は家族などが本人意思を推定し，最善の選択をすることが明記された。
自分らしい生き死にを考える会	私の生き方連絡ノート【新型コロナウイルス感染症（COVID-19）に対する特別公開版】（2020年4月7日版）	自分が大切にしていること，宗教や信仰，これからの希望など「わたしの生き方」についての項目がある。そのうえで，今の自分が望む医療やケアについて，イメージ，大切だと思うこと，嫌だと思うことを自由に書ける様式になっている。特に，COVID-19に罹患した場合の療養場所や肺炎に進行した場合の治療の希望について考えるよう助言している。

した場合，できるだけ早期に病状の悪化を考慮した適切な治療法についての話し合いを始め，治療の計画を作成し文書化するよう求めた。

2. 日本で提案されたパンデミック時のACP

　日本では，ACPを重視した，国のガイダンスである厚生労働省のプロセスガイドラインの変更や修正は行われなかった。一方で，学会や市民団体は，提言やテンプレートの提案を行った（表2）。

　日本におけるACPに関する提言は，英米豪の動きから少し遅れて2020年夏以降に発行された。また，日本の提言は，英米豪のガイダンスとは異なり，具体的なテンプレートや話し合いのプロセス・会話の始め方，教育プログラムなどを提示したものではなかった。一方で，できるだけ早期に，COVID-19に罹患する前からの実践が促されているという点では，英米豪のガイダンスとの共通点もみられた。

　ACPの一部に含まれる事前指示については，民間団体がテンプレートを提案していた。日本原始力発電所協会は，2020年4月，「集中治療を譲る意志カード」を公表した[7]。このカードは，カードの所有者が，COVID-19に罹患して重症化し，人工呼吸器などの高度医療を受けている際に，医療機器が不足して他の入院患者が必要な高度医療

を受けられないような事態になった場合，所有者から見て「若い人」に高度治療を譲るという意思表示をするためのテンプレートである。高齢者が「若い人」に高度治療を譲るということが想定されている。このカードをめぐっては，「命の選択」につながる，高齢者への圧力となる，との批判を受けた[8),9)]。

3. パンデミック時に提起されたACP実践の課題

COVID-19パンデミック時におけるACP実践の課題について述べる。北米・英国と日本との共通する背景として，あらかじめ治療方針について家族らと話し合っておくACPの重要性が指摘されたということがある[10)]。これは，パンデミック初期において，発症から急速に重症化するCOVID-19の特徴ゆえ発症してからは話し合う時間がない可能性があること，また，特に欧米諸国においては死者が急増し医療提供体制が逼迫したことが影響していたことが考えられる。

ACPの実践において，各国の医療従事者は，社会距離拡大戦略によって対面でのコミュニケーションが困難となった状況において，デジタルデバイスとオンライン・ビデオシステムを活用し，できるかぎりの対応をとった。しかしながら，面会制限下で各国の医療従事者は，COVID-19対応に時間を割かざるをえなかった。このため，ACPの話し合いの質や量が制限されたり，話し合いをすること自体が困難となったりすることが指摘された[11),12)]。また，ACPに関連する問題として，英国では，一部のGP（General practitioner, 一般医・家庭医など）が，COVID-19に罹患して重症化しても救急搬送しないことを念頭にDNAR（Do not attempt to resuscitate, 心肺蘇生拒否指示）の用紙に記入するよう，重症患者に薦めるといった不適切な事案があったことも報告されていた[13),14)]。東アジアの台湾でも，COVID-19罹患者が急増し一部の医療機関で感染症専用ベッドや人工呼吸器が不足して患者の入院調整に困難をきたしたため，医師が患者にDNR指示の有無を問わざるをえない状況になったことが問題視された[15)]。

次に，日本で指摘されたACP実践のおもな課題について，以下の3点を示す。第1に，日本においては，COVID-19パンデミックの最中にACPの話し合いをすることは適切ではないという議論が提起されたことがある。尾藤氏は，COVID-19の治療の多くは延命治療ではなく回復を目的とした治療であること，患者の意向の尊重が限られた医療資源の利用を控えるために利用される恐れがあるといった懸念を示していた[16)]。第2に，ACPとCOVID-19を関連づけて認識している一般市民が少数であることが指摘されたことがある。東京医科歯科大学と東京大学医科学研究所の調査によると，COVID-19に罹患して重症化した場合の医療について事前に話し合うことが専門家から提案されていることを知っていた人の割合は3割弱で，実際に家族と話し合っていない人は9割近くいた[17)]。第3に，ACPで重視される患者の意思の尊重に際して，意思決定にはそもそも家族や医療従事者ら他者の意思や承認が介在しているということが指摘されたことがある[18)]。

これらの点は，日本において指摘された点であるが，北米や英国，そのほかの国や地域でも，強弱はあるにせよ，同じような問題が起きている可能性がある。今後，国際比較のための包括的な文献調査を行う必要がある。特に，日本では，一般的な治療や終末期医療の意思決定において，家族中心の意思決定が重視されている。今後の研究課題として，家族による治療方針への同意とその妥当性，日本の文化的・社会的特質がCOVID-19パンデミック時のACPの実践にどのような影響を及ぼしたのか，といった点についても同様に検討する必要がある。

文献
1) 厚生労働省：新型コロナウイルス感染症の5類感染症移行後の対応について．〔https://www.mhlw.go.jp/stf/corona5rui.html〕（2023.○.○アクセス）
2) Overbaugh KJ. Advance Care Planning: An Update for the Medical-Surgical Nurse in the Age of COVID-19. Medsurg Nursing　29：299-307, 2020
3) 田中美穂．COVID-19パンデミック下におけるアドバンス・ケア・プランニング実践が提起する課題の整理—北米・英国における議論を中心に．医療事故・紛争対応研究会誌　14：22-31, 2022

4) 田中美穂, 児玉　聡：諸外国における COVID-19 関連のアドバンス・ケア・プランニングの概況. 2020 年 6 月, 日医総研リサーチエッセイ No. 83 〔https://www.jmari.med.or.jp/result/report/essay/post-562/〕（2023.12.7 アクセス）

5) VitalTalk：COVID Ready Communication Playbook. 〔https://www.vitaltalk.org/guides/covid-19-communication-skills/〕（2023.12.7 アクセス）

6) The Association for Palliative Medicine of Great Britain and Ireland：COVID-19 and Palliative and End of Life in Secondary Care Guidance to aid care Version 6. 17 January 2021. 〔https://apmonline.org/news-events/apm-covid-19-resources-for-healthcare-professionals/〕（2023.12.7 アクセス）

7) 日本原始力発電所協会：集中治療を譲る意志カード. 〔https://eco-powerplant.com/files/YuzuruCard.pdf〕（2023.12.7 アクセス）

8) 毎日新聞：「私は若い人に高度医療を譲ります」注目浴びる新型コロナ「意思カード」. 2020 年 6 月 6 日. 〔https://mainichi.jp/articles/20200606/k00/00m/040/135000c〕（2023.12.7 アクセス）

9) 山根久美子：朝日新聞アピタル. 集中医療「譲る」カードは命の選択か　現場の医師の葛藤. 2020 年 9 月 12 日. 〔https://www.asahi.com/articles/ASN9D323SN8TPTIL00M.html〕（2023.12.7 アクセス）

10) 日経メディカル：〈スペシャルリポート〉COVID-19 流行下の ACP の留意点は—名古屋大学大学院医学系研究科 地域在宅医療学・老年科学教授 葛谷雅文氏に聞く：新型コロナに挑む. 日経メディカル　50：26-28, 2021

11) Janwadkar AS, Bibler TM：Ethical Challenges in Advance Care Planning During the COVID-19 Pandemic. Am J Bioeth　20：202-204, 2020

12) Hirakawa Y, Saif-Ur-Rahman KM, Aita K, et al：Implementation of advance care planning amid the COVID-19 crisis: A narrative review and synthesis. Geriatr Gerontol Int　21：779-787, 2021

13) Gordon AL, Goodman C, Achterberg W, et al：Commentary: COVID in care homes-challenges and dilemmas in healthcare delivery. Age Ageing　49：701-705, 2020

14) Iacobucci G：Covid-19: Don't apply advance care plans to groups of people, doctors' leaders warn. BMJ　369: m1419, 2020

15) 鍾宜錚：パンデミック時の意思決定—台湾における DNR 指示の使用と治療中止の課題. 大谷大学真宗総合研究所研究紀要　40：45-59, 2023

16) 尾藤誠司：新型コロナに関連付けた ACP の啓発には抵抗があります　日経メディカル. 2020 年 11 月 10 日.

17) 東京大学医科学研究所：プレスリリース：新型コロナウイルス感染症（COVID-19）人工呼吸器および ECMO の使用に関する一般市民の意識調査—医療への信頼性維持と迅速な治療方針決定のため重症時「どうなる？」への理解不足解消を. 2021 年 3 月. 〔https://www.ims.u-tokyo.ac.jp/imsut/jp/about/press/page_00086.html〕

18) 磯野真穂：他者と生きる—リスク・病い・死をめぐる人類学. 集英社, 2022

5. 新型コロナウイルス感染症と臨床倫理

田代志門

（東北大学大学院 文学研究科）

パンデミック下での臨床倫理

新型コロナウイルス感染症（COVID-19）の感染拡大に伴い，多くの医療者は深い倫理的な悩みを抱えることになった。パンデミック初期においては特に苛酷な労働環境での勤務を強いられる一方で，医療者に対する差別・誹謗中傷やクラスターが起きた病院への非難が生じていた。また，防護服を着用したままでのケアや面会制限により，これまで理想としてきた医療・ケアを実践できないことは職業的アイデンティティを損なう経験だった。従来，医療者が正しいと思う医療やケアを制度的な制約により実現できない苦しみは「道徳的苦悩（moral distress）」と呼ばれてきたが[1]，今回のパンデミックでは「道徳的負傷（moral injury）」とでも呼ぶべき事態が生じていた，との指摘もある[2]。

その一方で，COVID-19 の感染拡大に伴う倫理的問題は，こうした現場の医療者の苦悩には収まらない広がりがあった点にも注意しておきたい。実際，これまでの医療現場で生じる倫理的な問題は，医療チームと患者・家族の間での丁寧な話し合いにより一定程度解決可能なものが多かった。これに対して，今回生じた多くの問題は医療資源の配分や移動の自由に関する人権問題を含んでおり，それは究極的には現場レベルでは解決困難な社会的課題という側面もある。

そこで，以下ではパンデミック下において医療者が直面したおもな倫理的問題として，人工呼吸器の配分と面会制限の問題を取り上げ，過去3年間の経験から私たちが学べることを振り返って整理したい。

人工呼吸器の配分

まず，COVID-19 の流行拡大の初期段階において倫理的な問題として注目されたのは，今後各医療機関において使用可能な人工呼吸器の数を上回る患者が病院に押し寄せた場合にどう対応すべきか，という問題であった。これは現場レベルでの医療資源配分の問題（ミクロ医療資源配分）の一種であり，その後，個人用防護具の不足から始まり，COVID-19 患者用の病床や重傷者用の集中治療室の利用，さらには入院の優先順位づけという形で次々に現実化していった[3]。なかでも命に直結する人工呼吸器の配分は特別な意味を有しており，社会的に注目されるとともに，各病院でもそうした状態に備えるべきではないか，といった声が上がるようになった。とりわけ，2020 年3月に生命・医療倫理研究会が「COVID-19 の感染爆発時における人工呼吸器の配分を判断するプロセスに関する提言」[4]を公表して以降，マスメディアを通じて海外での医療崩壊の状況が広く知られるようになると，こうした機運は高まっていった。

なかでも特に大きな話題を呼んだのが人工呼吸器の「再配分」という論点である（ドイツにおいては「事後トリアージ」とも呼ばれる）[5]。これは今すでに人工呼吸器を使用している患者がいるが，そこに別の患者が運び込まれた際に，その患者の使用している人工呼吸器を取り外し，別の患者に装着することが許されるのか，という問題である。いうまでもなく，この状況は通常の資源配分で想定されるように，2人の患者が目の前におり，いずれもが特定の医療を必要としている状況でいずれかにそれを割り当てるか悩む，という話

とは異なる。そもそも人工呼吸器の取り外しという行為についても、通常の終末期医療で考えられてきた本人の最善のための治療中止とは性質が違う。この論点に対して、イタリアではおもに年齢を基準として再配分を正当化するという指針が出され[5]、日本の生命・医療倫理研究会の提言においても、より慎重な書きぶりではあるが、再配分が認められる場合があるとされた。これ以降、一部の医療機関では再配分に直面した場合の指針作りに向けた議論が開始されたのである。

しかし、医事法学者の一家綱邦と船橋亜希子によれば、現行法下でこうした再配分を正当化することは難しく、また、仮にそうした再配分を定めた院内指針を策定するにしても、「判断基準」「実施手続」「発動条件」の3点において、さまざまな困難が存在するという[6]。「判断基準」とは、先ほどのイタリアであれば年齢のように、患者に対して異なる扱いをする根拠となる原理原則を指す。たとえば先着順やくじ引き、最も多くの数の生命を救う、社会への貢献が高い者を救う、病者や若年者を優先する、などがそれである[7]。しかし、これまでの資源配分においても、こうした明確な原理原則が採用されていたわけではなく、どれを採用すべきかの合意は存在していない。また、仮に合意できたとしても「実施手続」、要は誰がどのように判断するのか、という手続きを定めるところにも大きなハードルがある。諸外国の類似指針では、院内にトリアージ・オフィサーやトリアージ委員会など現場から独立した判断主体を設置することが前提になっているが、これを日本の病院にただちに導入することは難しい。さらに3つ目の「発動要件」も悩ましい。たとえば再配分はある種の非常事態でのみ許容可能であり、平時の基準では正当化が困難である。そのための特別ルールを定めるのがこうした議論の目的ではあったが、では誰が何に基づいてこれを発動するのか、というのは必ずしも明らかではない。このように、いずれの判断についても難しい問題であり、これらをクリアした院内指針を各病院が独力で作り運用する、というのは不可能に近い。

このように人工呼吸器の配分問題にはさまざまな論点が含まれており、それもあって学術的には盛んに議論され続けたが、ある時期を境に現場での関心は急速に低下していった。その後、現実に人工呼吸器の再配分が生じるような事態は起きなかったからである。とはいえ、実際には人工呼吸器に限らず資源配分はパンデミック下では常に問題であり続けたのであり、その意味ではさまざまなレベルで実際には何らかの判断がされ続けていたことは事実である。

面会制限

パンデミックが長期化するにつれて、人工呼吸器の配分問題と入れ替わるように議論され始めたのが、面会制限の問題である。これは国の「新型コロナウイルス感染症対策の基本的対処方針」の初版において全面的な面会禁止方針が定められ、それが1年以上修正されず、結果として医療機関や福祉施設において家族などがまったく面会できない状況が長期化したという問題である[8]。こうした状況のなか、日本弁護士連合会は2021年4月16日に「コロナ禍における社会福祉施設・医療施設での面会機会の確保を求める意見書」を公表し、面会は基本的な人権であり、現状の制限を緩和するように提案したものの、なかなか状況は好転しなかった。実際、2022年の3月から4月にかけて福井テレビが実施した調査でも、回答病院の4割弱が当初設定した面会禁止方針を一度も見直していないことが明らかになっている[8]。

特にホスピス・緩和ケアは、本人と周囲の人々との良好なコミュニケーションを支援するとともに、家族ケアを重視してきた領域でもあり、面会を全面的に禁止することは自己否定にもつながりかねない。この点について、緩和ケア医の新城拓也はパンデミック初期の段階で面会制限によって緩和ケアの本質が失われることへの警鐘をすでに鳴らしていた[9]。特に注目したいのは、新城が当初から看取りの場面でのオンライン面会の限界についても指摘している点である。そもそも映像として死にゆく姿を家族に見せても、実際に体を触りながら声をかけることの代替にならないことはいうまでもない。それに加えて彼が指摘するのは、オンライン面会のためにはタブレット端末な

どを医療者が病室に持ち込む必要が生じるが，これは看取り期において患者と家族の特別な時間と空間に第三者が侵入することを容易にしてしまう，という点である。

英語圏においてもパンデミック以降，特に集中治療と緩和ケアの領域を中心に面会制限に関する批判的な論考が数多く公表され，さらなる制限緩和の必要性が繰り返し指摘されてきた。たとえば，緩和ケアの専門家であるAnn-Yiらは，進行がん患者にとって家族と共にいることは最重要事項の1つであり，面会制限は遺族の悲嘆の複雑化・長期化や医療スタッフの燃え尽きや苦悩を高める可能性があると指摘する[10]。そのうえで，米国の多くの病院は終末期の例外（compassionate exception）を認めているが，正確な死期の予測の難しさもあって運用は困難であり，その点で死期の近い患者は広く例外とすべきだ，という提案をしている。

なお，Ann-Yiらの提案についていえば，日本においては未だそれ以前の段階にあることには注意しておきたい。というのも，米国においては患者の権利として面会権が連邦レベルで定められており，面会を制限する場合にはその根拠に関する十分な説明や情報公開，明確な例外の設定が病院側には求められているからである。実際，米国の病院における面会方針調査の結果からは，最も感染拡大が厳しい時期であっても，ほとんどの病院が小児科・産科と終末期に関しては明確に例外として方針に明記していることがわかっている[11]。Ann-Yiらの提案はこうした例外をさらに広げるべきだ，という提案であり，たとえば例外について明確に定めずに面会禁止方針を掲げ，実際には主治医などの判断により患者の看取りに際しては面会を認める場合がある，といった日本の状況とは異なる。

何を教訓とするか

以上のように人工呼吸器の配分や面会制限についてはさまざまな議論が蓄積し，日本の課題も明らかになりつつある。そこで以下ではこの過程から私たちが学び，今後のために考えておくべき課題を3つに整理して述べたい。

1つ目は人工呼吸の配分にせよ面会制限の緩和にせよ，現場レベルで解決できることには限界があり，むしろ病院全体の方針を変えるように働きかけたり，社会全体で議論を深めたりする必要がある，という点である。その意味では，この間私たちが「臨床倫理的な問題」と感じてきたことの一部が実際には「公衆衛生倫理的な問題」[12]でもあることに留意したい。それはつまり，医療者と患者・家族の話し合いでは原理的には解決できない社会的な問題がそこにはある，ということでもある。

この点で，先にも紹介した一家らは，ドイツでの国を挙げた取り組みを紹介しつつ，人工呼吸器の配分のような困難な方針策定を個々の医療機関に委ねることは妥当ではなく，医療機関を超えた検討が必要である，と指摘している[6]。面会制限についても，結局のところ国の指針は抽象的な記述に留まっており，その結果，同じ地域の病院が同じ感染状況でまったく違う判断をする，ということが繰り返されてきた。こうした意味で，従来の臨床倫理的取り組みのように，とにかく現場で問題を解決しよう，という発想が病院を超えた公的な問題解決への道筋を見えにくくさせてしまう場合があることには注意したい。

2つ目は，病院組織としての対応が可能な部分に関していえば，その際に一定のリスクを伴う方針の導入においては，その決定の被影響者が決定プロセスに参加することが欠かせない，という点である。これを医療現場に置き換えれば，医療者のみならず患者側が病院の方針策定に関与する機会をいかに確保するか，という問題になる。実際，英語圏の面会制限に関する議論においても，面会方針を純粋に医学的な問題として扱うことをやめ，患者の権利の枠組みで議論するためにも，方針策定プロセスを「民主化」する必要があるとの主張がなされている[13]。

これを日本に置き換えた場合，たとえば病院の臨床倫理委員会はそうした場の1つであろう。つまり面会方針をどのように定め，どのように患者・家族に伝え，どういった場合に制限を厳しくし，どういった場合に緩和するのかを患者ととも

に議論する場として臨床倫理員会を活用する，という方向である。しかしその一方で，臨床研究を審査する委員会を別にすれば，臨床倫理について検討する場に患者代表が参加している病院はまれである。2020年に実施されたがん診療拠点病院等に対する全国調査でも，臨床倫理委員会に患者の立場の委員が参加しているのは1割程度でしかない[14]。こうした構成の委員会で病院としての方針決定を行う場合，なんにせよ思い切った方針を採用することは難しい。事後的に何か問題が生じた場合に病院として責められるのではないか，という発想が強くなるからである。その意味でも被影響者である患者の立場から病院の倫理的な方針に対して意見を述べてもらうことは重要であり，普段からそうした関係性が構築されていなければ，有事の難しい意思決定を共同で行うことは困難であろう。

3つ目は，前提を問い直すことの重要性である。人工呼吸器の配分問題が議論されていた際には，イタリアの状況を念頭に置きつつ，日本の病院でも人工呼吸器が枯渇した場合にどのような対応をするか，ということが熱心に議論された。しかし本来であれば，そもそも枯渇しないようにどうすべきか，という問いが初めに問われるべきである。この点で，医療資源配分において本来正しいのは「誰の命も諦めずに全員を助けること」だけであり，その前提を堅持して考え続けることによってのみ見えてくる解決法もある，という指摘を改めて思い起こす必要がある[15]。たとえば，当時試みられていた動物用の人工呼吸器の転用もその1つかもしれないし，地域や国内外の病院間で人工呼吸器を融通し合うこともあり得たのかもしれない（もちろん医療者のトレーニングなどの問題は残るものの）。

なお，こうした発想の問題は面会制限についても同様である。この間，多くの医療者が試みてきたのは病院の定めた面会禁止方針を所与のものとしたうえで，オンライン面会などの代替案をどう実現していくか，ということだった。しかし，そもそも現在の方針が間違っている可能性は常にあり，それを所与のものとしてしまうと，とるべき選択肢は狭められてしまう。その意味で，非常時

だからこそ，そもそもの問題設定を疑ってかかる必要がある。

実際，私自身もこの3年間を振り返ってみるならば，その時点では他の可能性が見えていなかったことが，今となっては別の方法があり得たことに気づくことは少なくない。こうした経験を次につなげるためにも，この最後の点は特に強調しておきたいと思う。

文献

1) Jameton A: Nursing practice: the ethical issues. Prentice-Hall, 1984
2) 鷹田佳典：誰が医療者を癒すのか—コロナ禍で浮き彫りになった医療者のsufferingに着目して．現代思想　49：131-144，2021
3) 美馬達哉：新型コロナウイルス感染症と医療資源配分．加藤泰史，後藤玲子 編：尊厳と生存．p. 66-88，法政大学出版局，2022
4) 竹下啓：新型コロナウイルス感染症パンデミックでのトリアージをめぐる日本の医療界の議論．土井健司，田坂さつき，加藤泰史 編：コロナ禍とトリアージを問う：社会が命を選別するということ．p. 87-115，青弓社，2022
5) 加藤泰史：コロナ・トリアージと人間の尊厳—イタリアとドイツの事例に即して考察する．土井健司，田坂さつき，加藤泰史 編：コロナ禍とトリアージを問う：社会が命を選別するということ．p. 18-44，青弓社，2022
6) 一家綱邦，船橋亜希子：COVID-19パンデミック下の人工呼吸器トリアージ問題にどう取り組むべきか—学際的協働に向けた医事法学からのアプローチ．病院　79：610-616，2020
7) Emanuel EJ, Persad G, Upshur R, et al: Fair allocation of scarce medical resources in the time of Covid-19. N Engl J Med　382：2049-2055, 2020
8) 田代志門：面会制限の倫理—パンデミック下で「人と会うこと」の意味を問い直す．文化　86：74-93，2023
9) 新城拓也：新型コロナウイルスで緩和ケアは自殺したのではないか？　医療者は，死者の権利を冒瀆している．BuzzFeed（2020年6月13日）〔https://www.buzzfeed.com/jp/takuyashinjo/covid-19-palliative-care〕（2023年12月6日アクセス）
10) Ann-Yi S, Azhar A, Bruera E: Dying alone during a pandemic. J Palliat Med　24：1905-1908, 2021
11) Jaswaney R, Davis A, Cadigan R J, et al: Hospital policies during COVID-19: an analysis of visitor restrictions. J Public Health Manag Pract　28：E299-E306, 2022
12) 玉手慎太郎：公衆衛生の倫理学：国家は健康にどこまで介入すべきか．筑摩書房，2022

13) Sudai M: Not dying alone: The need to democratize hospital visitation policies during Covid-19. Med Law Rev　29：613-638, 2021

14) 一家綱邦："臨床"倫理委員会の実態調査：質問紙調査と委員会規程の分析の結果報告．生命倫理　32：49-59, 2022

15) 下地真樹：医は仁術？　算術？：医療資源の配分と倫理．玉井真理子，大谷いづみ　編：はじめて出会う生命倫理．p.235-250，有斐閣，2011

6. 新型コロナウイルス感染症が 在宅ケアに与えた影響

白山宏人

（大阪北ホームケアクリニック）

はじめに

2020年初頭から始まった新型コロナウイルス感染症（COVID-19）の流行は病院や緩和ケア病棟の現場のみならず，在宅緩和ケアの現場にもこれまで経験したことがない変化や影響をもたらした。

在宅医療連合学会も在宅医療に関わる私たちの4つの使命として，1）療養者の命を守る，2）療養者の生活を守る，3）療養者の尊厳を守る，4）地域の医療を守る，をホームページで提言し，在宅医や訪問看護も地域で診療チームを編成し，自宅療養中の新型コロナ感染患者を訪問するなどして支援にあたっていた。

新型コロナ流行中の診療や ケア時の苦労

在宅スタッフは出勤前に自分たちの体温や体調をチェックし，患者や家族の体調や体温を確認のうえで訪問するなど，新型コロナウイルスに感染しない，ウイルスを患者宅に持ち込まないために細心の注意をした。それでも潜伏期間中に訪問し，その後患者や家族に新型コロナウイルスの感染が判明することも多々あり，時に濃厚接触者となり診療所や事業所はマンパワー不足となり，診療やケアの時間短縮や中断が起こった。

新型コロナ感染患者が自宅で酸素を要する状況の場合，在宅酸素の器機を業者が玄関前まで運び，そこからは防護服を着た医療者が室内に運ぶこともあった。感染対策のためにこれまでのような関わりが一変し，患者との接触や滞在時間に留意せねばならず，マスクやフェースシールド装着での関わりに在宅スタッフ皆が違和感をもつ毎日

であった。発熱患者や感染患者への訪問時の防護服着用は自宅だと玄関の外で行うが，マンションだと共用廊下での着用となり，周りに気を回す必要があった。夏場などは室温の高い訪問先もあるが，訪問看護や介護は約1時間を要すケアも多く，訪問ごとに防護服は交換，物品の確保も困難な時期もあるなど，かなり負担や不安も大きい状況であった。

状態によっては入院が必要なケースもあるが，病院への搬送まで数時間を要すことや搬送困難のため自宅で治療することもたびたびあった。新型コロナ陽性患者には関わらないとしている事業所もあり，独居や高齢患者の療養は苦労を要した。新型コロナ流行中の在宅ケアへの影響については，畑らは，生活の場への影響（外出自粛，施設サービスの制限，利用サービスの中断や減少等），利用者との関係性への影響，終末期や看取りケアの影響（療養場所の選択肢の制約，環境整備の困難さ等）を報告している[1]。

このような状況下で行ったがん患者の在宅緩和ケアであるが，新型コロナウイルス流行前と流行中における在宅緩和ケアの変化，支援側の工夫や苦労などについてまとめていく。併せて地域の在宅医療に従事するいくつかの診療所や訪問看護ステーションへの聞き取り結果も踏まえて報告する。

当院の診療体制について

当院は1999年に大阪市淀川区（新大阪）にて開設された在宅医療を中心に行う無床診療所である。複数医師による診療体制で，地域の訪問看護や介護事業所と連携して在宅医療を行っている。

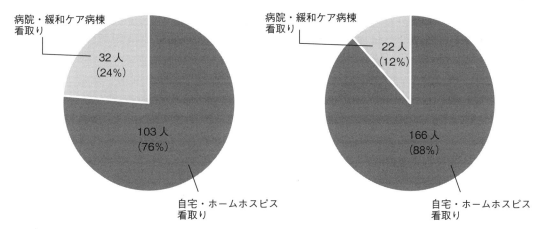

【2018年1月～2019年12月（135人）】　　【2021年1月～2022年12月（188人）】

病院・緩和ケア病棟
看取り
32人
（24%）

103人
（76%）

自宅・ホームホスピス
看取り

病院・緩和ケア病棟
看取り
22人
（12%）

166人
（88%）

自宅・ホームホスピス
看取り

図1　新型コロナ流行前と新型コロナ流行中の当院診療患者死亡場所（がん患者）

年間の診療患者は約250～300人，がん患者と非がん患者の在宅ケア患者の割合は各40%，グループホームなどの施設が15%となる。残りが外来患者となる。診療中の患者や家族が新型コロナ感染症に罹患した場合は当院で対応したが，発熱外来は実施していない。診療所がオフィスビル内にあり，診察場所や動線確保が難しいこととマンパワーの不足のためである。

　診療は医師と看護師の2人で行い，診療患者を毎週もしくは隔週で訪問，地域の事業所とも連絡をとり合っている。当院への紹介は，病院や緩和ケア病棟，訪問看護やケアマネジャーからが主となる。紹介時に患者情報をいただき，家族と事前面談を当院外来で実施している。病状や療養場所によって自宅や病院に赴くこともある。面談ではこれまでの経過や現在の状態，今後の療養における不安や不明事項の確認，現在の病状理解や本人の希望，患者・家族間の話し合いの状況などを確認し，家族の思いを聴きながら今後の診療について相談をしている。新型コロナ流行中は面談時の人数制限，面談時間の短縮，シールドの設置で対策をして行った。

当院のがん患者診療の実際
─新型コロナ流行前と流行中での比較

　当院で診療し，在宅（施設，ホームホスピス含む）や病院（緩和ケア病棟含む）で亡くなったが

ん患者について，新型コロナ流行前の2018年1月～2019年12月と新型コロナ流行中の2021年1月～2022年12月の状況について比較し，新型コロナ流行による在宅緩和ケアの現場の変化について述べる。今回の検討期間における医師の人員であるが，2018年1月～2019年12月の期間は3～4名，2021年1月～2022年12月の期間は2名（2カ月間だけ3名）で診療を行っている。

　新型コロナ流行前の2018年1月～2019年12月と新型コロナ流行中の2021年1月～2022年12月におけるがん患者の看取りについて図1に示す。2018年1月～2019年12月に当院が関わって看取りとなったがん患者は135人，自宅看取りが103人（自宅・施設・ホームホスピスの看取り，看取り率は約76%），病院・緩和ケア病棟看取りが32人と例年ぐらいの推移であった。これに非がん患者の在宅看取りが55人（自宅・施設看取り率72.3%），病院看取りが21人とこちらも例年ぐらいの推移であった。2021年1月～2022年12月では188人のがん患者の看取りに関わり，自宅看取りが166人（自宅・施設・ホームホスピスでの看取り，看取り率約88%），病院・緩和ケア病棟看取りが22人と，自宅・施設・ホームホスピスでの看取り数が60人以上増えていた。非がん患者の自宅看取りは58人（自宅・施設看取り率79.4%），病院看取りは15人でがん患者ほどの増加は認めなかった。在宅緩和ケアで関わった期間を図2に示す。1カ月以内の期間の割合（50%と

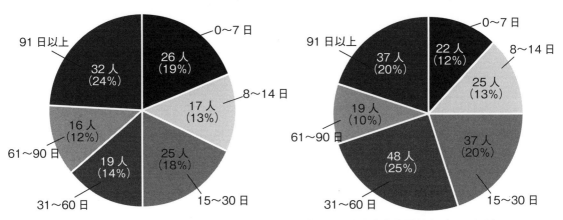

【2018年1月〜2019年12月（135人）】　　　　　　【2021年1月〜2022年12月（188人）】

図2　新型コロナ流行前と新型コロナ流行中の診療患者の自宅療養期間割合（がん患者）

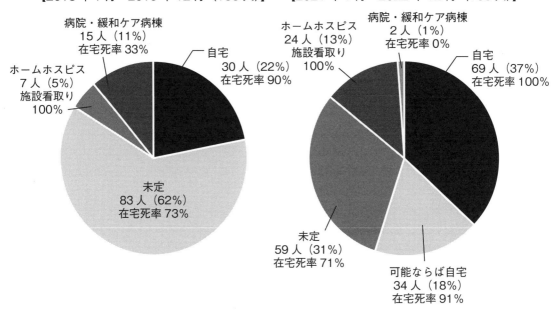

【2018年1月〜2019年12月（135人）】　　　　　　【2021年1月〜2022年12月（188人）】

図3　新型コロナ流行前と流行中の診療患者の診療開始時看取り場所希望と在宅死割合

45％）はほぼ流行前と流行中で変化はないが，看取り人数は増え，慌ただしい診療状況であった。他の診療所や訪問看護も，流行中は慌ただしい関わりであったと，同様に実感していた。2022年7月に筑波大学の濱野[2]が病院や緩和ケア病棟での入院中の面会制限により在宅医療を希望する患者や自宅で最期を迎える患者が増えたと報告しているが，当院での面談で家族に確認した自宅療養の希望理由も，大半が面会制限を苦にして退院を希

望されていた。自宅療養中の患者も入院中の面会制限を嫌がり，入院したくないと当院に診療を依頼されるケースが多かった。他の診療所や訪問看護も同じ状況とのことであった。

面談時に今後の療養として，看取りついても相談している。例年は当初から在宅死を希望している割合は20〜30％程度で，約60％は未定，病院や緩和ケア病棟を希望する割合が15％であった。新型コロナ流行前の状況を図3に示すが，例年ぐ

表1　在宅介護スコア（川崎市立井田病院ホームページより）

在宅介護スコア評価年月日	評価項目	
介護者は	病弱0	健康1
介護者の専念	不可能0	可能1
介護を代われる者は,	いない0	いる1
公的年金以外の収入	なし0	あり1
患者の病室	なし0	あり1
住宅	借家0	自宅1
食事	介助0	自立1
排便	介助0	自立1
着衣	介助0	自立1
屋内移動	介助0	自立1
入浴	介助0	自立1
意志疎通障害	あり0	なし1
異常行動	あり0	なし2
医療処置	あり0	なし1
介護者の介護意欲	不良0　普通2	良好4
患者の闘病意欲	不良0　普通1	良好2
在宅介護スコア（Home Care Score）= 合計点		

在宅介護スコア >=11 では，在宅介護可能性あり
在宅介護スコア <=10 では，介護保険の導入必須
在宅介護スコアが低いほど，介護保険利用高点数必須
在宅介護スコア6点以下は，限界家族，破綻のリスク

らいの状況であった。新型コロナ流行中は面談時から在宅死を希望する割合が約37％と増え，また初めての介護でイメージがつかない，家族自身の体調に不安があるなどで不安はあるが可能ならば，苦しまないのであれば何とか自宅で看取りをしたいと，これまでなかった状況が約18％あった。またホームホスピスなどの施設での看取りの希望も（面会制限がないため）増え，病院や緩和ケア病棟での看取りを希望する割合が減少していた。

　がん患者の療養場所の選択の意思決定に影響を及ぼす患者・家族の要因については坂井らの報告[3]があるが，当院でもSTAS-Jを使用しての評価や問題点の軽減，介護力や介護意欲に留意して関わっている[4]。介護力については在宅介護スコア（表1）で評価しているが，介護者の意欲がスコアの点数に影響するため，介護意欲は在宅看取りに影響を及ぼすと考え，介護意欲の維持向上に

も留意している[4]。介護意欲については自宅看取りを希望すれば介護意欲は良好，場所は未定の場合を介護意欲普通，自宅看取りを希望しない場合を介護意欲不良として判定している。介護意欲に影響を与える要因をSTAS-Jで評価すると，家族の病状理解や患者と家族の関係性，患者・家族と医療者の関係で有意な差を認めていたためである[4]。

　2018年1月～2019年12月の調査でも同じ状況を認めていた。STAS-Jで2018年1月～2019年12月のがん患者135名と2021年1月～2022年12月のがん患者188名を比較した結果を図4に示す。倦怠感や呼吸苦などの疼痛以外の苦痛が強い患者の割合がやや多く，家族の病状理解も例年と比べSTAS 1や2の割合が多かった。これは面会制限などにより，病状説明が対面で行われる機会が減少し，電話での説明などになったためと考えられる。家族からの聞き取りでも「病院に行け

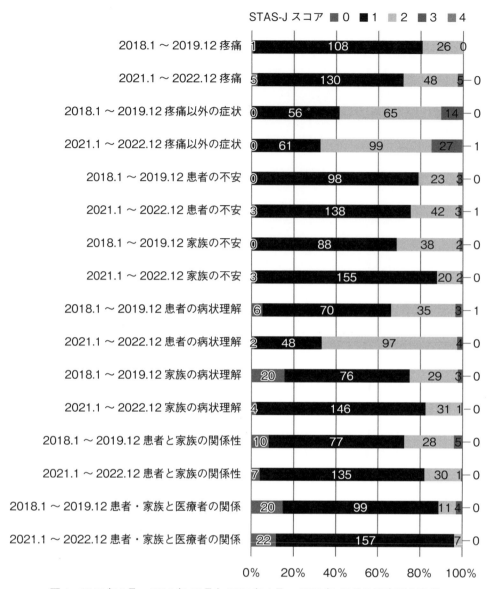

STAS-J スコア ■0 ■1 ■2 ■3 ■4

	0	1	2	3	4
2018.1 ～ 2019.12 疼痛	1	108	26	0	
2021.1 ～ 2022.12 疼痛	5	130	48	5	0
2018.1 ～ 2019.12 疼痛以外の症状	0	56	65	14	0
2021.1 ～ 2022.12 疼痛以外の症状	0	61	99	27	1
2018.1 ～ 2019.12 患者の不安	0	98	23	3	0
2021.1 ～ 2022.12 患者の不安	3	138	42	3	1
2018.1 ～ 2019.12 家族の不安	0	88	38	2	0
2021.1 ～ 2022.12 家族の不安	3	155	20	2	0
2018.1 ～ 2019.12 患者の病状理解	6	70	35	3	1
2021.1 ～ 2022.12 患者の病状理解	2	48	97	4	0
2018.1 ～ 2019.12 家族の病状理解	20	76	29	3	0
2021.1 ～ 2022.12 家族の病状理解	4	146	31	1	0
2018.1 ～ 2019.12 患者と家族の関係性	10	77	28	5	0
2021.1 ～ 2022.12 患者と家族の関係性	7	135	30	1	0
2018.1 ～ 2019.12 患者・家族と医療者の関係	20	99	11	4	0
2021.1 ～ 2022.12 患者・家族と医療者の関係	22	157	7	0	

0%　20%　40%　60%　80%　100%

図4　2018年1月～2019年12月と2021年1月～2022年12月の診療がん患者
STAS-J 評価比較（診療開始時に評価）

なかったので詳しい話を聞けていない」「電話だけだったのであまり状態が分からなかった」「本人が電話で帰りたいとしきりに言うので，何とか自宅で看たいと思う」「前の入院で面会制限があって本人がすごく寂しがったので，もう入院はしたくないと言っている」などの声が聞かれた。ただ，退院後の患者の状態を見て「こんな状態と思っていなかった」と初回訪問時に表出する家族も多かった。他の診療所や訪問看護での聞き取りでも同じ状況であった。

新型コロナ流行時の診療時の環境調整，退院までの期間や準備のためのカンファレンス

2021年1月～2022年12月に診療したがん患者の状況について在宅介護スコアで評価した結果を図5に示す。何らかの調整が必要とされる介護力スコア10点以下の割合は35％を占め，流行前の患者で在宅介護力スコアを評価できていないため比較できないが，例年よりスコアが低い患者の

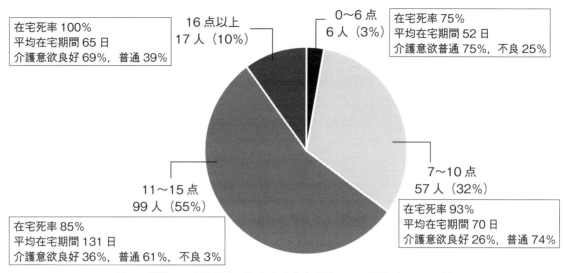

図5　新型コロナ流行中の診療患者在宅介護スコア区分（0〜20点）

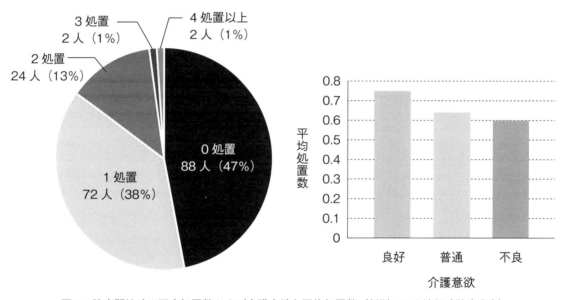

図6　診療開始時の医療処置数および介護意欲と平均処置数（新型コロナ流行時診療患者）

割合が多いと感じた。診療所や訪問看護への聞き取りでも同じ印象であった。診療開始時の療養場所で比較すると自宅療養患者は109人，在宅介護スコア平均は11.9点，病院や緩和ケア病棟の患者は79人，在宅介護スコア平均は9.2点で，本来は退院前カンファレンスなどで環境整備などが必要であるが，流行期間中は面会制限などで退院前カンファレンスが開催できず，家族も本人と会えておらず患者の状況があまり分からないまま自宅に戻っており，退院後から環境整備を要すること

が多くあり，患者や家族に負担をかける事態となった。こちらも聞き取りでは同様の意見や経験をもっていた。ただ新型コロナの流行前ならば日中は仕事で不在となっていた家族が，リモートワークで自宅にいることが可能となり，介護に際して大きな力となるケースもあった。

退院時に実施されていた医療処置（在宅酸素，オピオイド皮下注射，尿カテーテル，ドレーンチューブ，中心静脈栄養など）の実施も50%以上あった（**図6**）介護力スコアでは医療処置がな

33

いほうがスコアは高くなるが，医療処置と介護意欲の相関をみると，介護意欲が高いほうが医療処置の平均数が高いという結果がみられた。以前の当院での検討では逆の結果であったため，新型コロナ流行中はこれまでとは異なる状況がみられていた。

　今回，ホームホスピスを希望して入所される方が新型コロナ流行中は増えており。ホームホスピスでの看取りを希望するケースでは介護力スコアが低く，医療処置も多い傾向があり，これまでならば病院や緩和ケア病棟での療養となっていたのかもしれないが，面会制限により制限のないホームホスピスでの療養が増えたのかと思われた。地域でもホームホスピスの数は増えており，あるホームホスピスの状況を伺うと，面会制限だけではなく介護力などの理由でホームホスピスに入る患者も年々多くなっているとのことであった。

発熱や新型コロナ感染患者への対応，流行期間中の困ったこと

　当院では新型コロナ感染患者の対応は診療中の患者と家族のみ対応としていた。2021年までは感染患者は少数であったが，2022年に入り，特に第6波と7波で約90人の新型コロナ感染を認める状況があった。発熱患者と感染患者の診察については，予定の訪問診療が終わってから，防護服を着用して訪問した。防護服の着用は1件1件の自宅玄関外やマンションだと共用廊下でとなり，近所の人の目などで気を回すことも多かった。また聞き取りをした診療所のなかには午前は外来，外来後は訪問診療と発熱外来，夕方から夜診，その後新型コロナ感染患者宅への往診と，かなりハードな毎日を過ごしていたと伺った。

　診察中は感染予防に留意し，患者にはマスクの着用もお願いしてはいたが，認知症や呼吸苦などの理由でマスク着用が難しい方もおられた。がんによる発熱や咳がみられる場合や自宅看取りとなって訪問すると，すでに多くの親類縁者が集まり，そのなかにマスクをしていない方が多くいるケースもあった。そのような場合にはお悔やみの気持ちとともに感染を恐れてしまう自分があった

と，聞き取りをした診療所スタッフや訪問看護師いずれも共通の思いをもっていた。

気づき，今後の生かしていけそうなこと

　当院での診療状況をまとめると，新型コロナ流行による病院や緩和ケア病棟の面会制限を理由として自宅での看取りが例年より約4割増えた。例年よりも自宅での看取りを意識されるケースも多くなり，大半は自宅で最期まで過ごされている。ただ希望されるなかには介護力に課題があったり，医療処置の多さなどで，これまでならば病院や緩和ケア病棟での療養を選択されていたと感じられるケースもあった。面会制限もあって自宅で頑張って過ごされていた。条件が合うならば自宅に近い受け皿としてホームホスピスも選択になるかもしれない。

　介護意欲については家族の病状理解や患者と家族の関係性，患者・家族と医療者の関係が重要と考えているが，新型コロナ流行中は面会制限などもあってか，病状の理解や受け止めが例年より進んでいなかった。苦痛緩和も含め在宅療養中，時に短期間で家族の病状理解や受容を進めねばならない状況があり，感染を気にしつつも時間をかけての対応が必要となった。

　情報共有の場として担当者会議や退院前カンファレンスがあるが，新型コロナの影響で密を避けねばならないため開催が難しい状況であったが，webでのカンファレンス開催を行っていた病院もあり，遠方の家族の参加も可能となるため，今後のカンファレンスの1つの形になっていくと思われる。

　新型コロナの流行による面会制限を理由として，これまでならば在宅療養への移行は難しいと判断されそうな状況（介護力，医療処置，苦痛症状等）のケースも自宅で療養され，最期まで過ごされることが多くあり，家族のつながりの力というものを改めて感じた。ただ面会制限を理由として家族は自宅で介護を頑張り最期まで生活を共にされたが，慌ただしい期間の療養となっていたり，家族の病状理解が例年と比べて進んでいない

なかでの自宅療養となっており，死別後の悲嘆についても懸念している。当院も新型コロナの影響で家族会の開催などが中断しており，それ以外のフォローも含め検討が必要と考えている。

　新型コロナの流行下においては，病院では新型コロナ患者の入院治療，緩和ケア病棟では新型コロナ患者対応による病棟閉鎖や縮小で本来のケアができないことによる病棟スタッフの悲嘆や喪失感も気にかかっていた。在宅緩和ケアはこれまでより大変なことも多かったが，地域全体で患者や家族を支援すると考えるならば，今は在宅緩和ケアで地域のがん患者の診療やケアを補完していくことが今の責務だと感じた。その責務も大変ななかでの在宅スタッフの支えになったのでは，と感じている。今回の苦しい経験を通して地域全体で

の緩和ケアがさらに深まればと考える。

文献
1) 畑吉節未：新型コロナウイルス感染症の拡大が在宅ケアの利用者に与えた影響—終末期と看取りのケアへの影響に焦点を当てて．日本在宅医療連合学会誌　3（別冊 1）：45-50，2022
2) 濱野淳：新型コロナウイルス感染症パンデミックにおける在宅訪問利用の変化他施設 Web 調査　BMC Res Notes　7;15（1）：23
3) 坂井桂子，塚原千恵子，岩城直子，他：進行がん患者の療養の場の選択の意思決定に影響を及ぼす患者・家族の要因．石川看護雑誌　8：41-50，2011
4) 白山宏人，横井秀保，藤田拓司，他：介護意欲による在宅緩和ケアへの影響．癌と化学療法　33（suppl-2）：341-344，2006

7. 新型コロナウイルス感染症が与えた 医療スタッフのストレスへのケア

田中桂子

（がん・感染症センター都立駒込病院 緩和ケア科）

はじめに

「文句言う先がなければゴミ箱に黙って手袋深く沈める」（犬養楓）[1]

新型コロナウイルスパンデミック時の救急医の短歌である。このやるせなさに大きくうなずかれる方もいるのではないだろうか。

当院はがん専門病院であり，感染症専門病院でもある。突然，新型ウイルスという正体不明の強敵に襲われ，極度の不安と緊張のなかクルーズ船乗客の初の患者を受け入れ，無機質な隔離空間のなかで使命感と異様な高揚感のもと過酷な業務をひたすらこなし，大波小波に翻弄され見通しの立たなさに時に打ちひしがれ慢性疲労を経験し，そして，今，ここにいる。筆者自身は新型コロナ感染症（COVID-19）患者に直接関わる立場ではなく，もどかしい思いのなか，ただただ仲間の奮闘を支援し続けた。

ここでは，危機的感染症流行下のスタッフ（医療従事者や緩和ケア病棟〈PCU〉にかかわらず）のストレスケアについて概説し，当院の工夫の一部を紹介する。

スタッフのストレスの分析

1. ストレスの原因「3つの感染」[2]

そのとき，何が起こったのか。

「ウイルスがもたらす感染は3つ，すなわち，①病気そのもの，②不安と恐怖，③嫌悪・偏見・差別の感染がある。それらは連鎖しているためそれぞれの感染対策により悪循環の回避が重要である」と，日本赤十字社はいち早く広報し，支援を展開した。

①「病気そのもの」の感染に対しては，エビデンスに基づいた感染防御対策の情報共有とマニュアル遵守が徹底されたことは言うまでもない。②「不安と恐怖」の感染は，不確実な情報に振り回されないよう，気づく力・聴く力・自分を支える力を高めることが重要であるとし，具体例が提示された。そして③「嫌悪・偏見・差別」の感染については，「見えない敵（ウイルス）への不安」が特定の対象（病院スタッフや患者など）を「見える敵」とみなして嫌悪・偏見・差別し遠ざけることで安心感を得る「防御反応」であると分析して，スタッフに向けてはねぎらいと敬意を表し，一般国民に向けては，「敵は患者でもスタッフでもなくウイルスそのもの」であることを啓発し，負のスパイラルを断ち切る協力を求めた。

2. スタッフのストレス「4つの側面」

スタッフのストレスを分析すると，がん患者のトータルペイン同様に4つに整理することができ，お互いが連鎖し合い増幅し合ったように思う。

1) 身体的ストレス：「とにかく体がつらい！」

感染病棟最前線では，徹底したPPE（個人防護具）装着による発汗と脱水，眼鏡の曇り，マスク圧迫による息苦しさで体力が消耗された。患者への接触人数を最小限にするため，それまで多職種で分担していた業務が医師・看護師に上乗せされ，応援シフトでの不慣れな業務もあり，過重労働・時間外労働が不眠や倦怠感をもたらした。

2) 精神的ストレス：「不安，恐怖，緊張で眠れない！」

未知の病に対する「漠然とした不安」は，ウイ

ルスの脅威が明らかになるにつれ，自身の罹患・家族への感染という「具体的な恐怖」に変わった。もしもに備えて覚悟の遺書を作成したスタッフもいたと聞く。自身の失敗が致命症となる「緊迫感」，慣れないジョブローテーションでの「緊張」が増大するなかで，黙食をはじめとした行動制限により普段のストレス解消法が行えず「リラックスできない」まま「精神的疲労」が蓄積し，さらに連帯感の崩壊や不公平感から「否定的思考」（もう頑張れない，なぜ私だけが…）につながった。

3）社会的ストレス：「ママ友の言葉に傷ついた，誰も分かってくれない！」

当初，病院勤務というだけでスティグマを受け心ないママ友の言葉に傷つき，「社会からの孤立」を余儀なくされたスタッフは少なくない。孤立は「空間的孤立」だけではなく，「支援からの孤立」（感染症対応従事者手当の不十分さ不公平さ，頑張りが正当に評価・承認されず報われない感）にも及んだ。

4）スピリチュアルなストレス：「この仕事にどんな意味があるのだろう」

壮絶な戦いと悲惨な看取りを数多く経験し，救命できない「不全感・挫折感」に陥った。さらに，納体袋で隔てられた理不尽な別れを通し「道徳的傷つき（moral injury）」（自身の信念・価値観に反する行為を実行・目撃・または防止できなかったことに対する罪悪感や嫌悪感）や，職業上の「アイデンティティの喪失」（何のための医師/看護師なのだろう…）を経験した。

組織としてのストレスマネジメント──こころの健康を維持するために

1. こころの健康を維持するための「4つの要素」[2]

過酷な労働環境のスタッフがこころの健康を維持するために必要な要素として，以下の4つが挙げられる。

1）職務遂行基盤（スキル・知識・安全）の確保

職務を安定的にこなしていけるという感覚が，自己効力感や仕事の意味感を支える盤石な基盤となる。危機的状況だからこそ，まず，業務遂行に必要な「スキルと知識」を補強するためのマニュアル整備や講習会，「安全」を確保するための巡回等による環境整備が最優先で確保されなければならない。

2）個人のセルフケア

「組織レベル」では，勤務後の荷下ろし，ストレスチェックシート活用，個々のストレスマネジメント能力促進のための支援・講習会開催などがある。

「個人レベル」では，4つのR，すなわち，① Rest：休養（脳と身体の休息），② Relaxation：癒やし（音楽，瞑想など），③ Re-creation：活性化〔脳活動の歪みを取り除いてリ・クリエイト（創り直し）するというのが本来の意味。手を動かす，好きなことに没頭するなど〕，④ Retreat：退去・避難（非日常の環境で調える）がある。パンデミック時の行動制限もあるなかで，できることを最大限活用したい。

3）家族や同僚からのサポート

加えて，周囲からのさまざまなレベルでの公的＋私的サポートが有用である。①「情緒的」サポートは，傾聴・受容・適切な励ましによって安心感が得られる効果があり，私的レベルでの愚痴発散，公的レベルでのピアサポート・カウンセリングの利用などがある。②「情報的」サポートとしては，課題解決に役立つ情報（適切なアドバイス・ピアサポート・ストレスマネジメント講習会などへのアクセス情報）の提供がある。③「道具的」サポートには，物資やサービス（用具・必要物資の支給や貸与，支援金補助など）がある。さらに④「評価的サポート」が重要で，公的・私的を問わず，貢献度・頑張り具合が適切に評価されることで自己効力感が高まり心理的に安定する。

4）組織からのサポート

前記1）～3）には限界があり，最も強力かつ重要なのは組織としてのサポートである。強いリーダーシップのもと一丸となって取り組む姿勢を明確に伝えると同時に，院内外の専門リソースを有効に活用して現場に即した強固かつ安全で公平な体制を構築することが最も重要な戦略となる。

2. 組織としての一体感を維持するために「4つのすべきこと」[2]

「組織からのサポート」が最重要ではあるが，同時に最も困難とされる。なぜならこの感染症特有の厄介な問題点として，おのおのの立ち位置により情報や体験が大きく異なり，見えている世界や危機意識・使命感が異なるため，一体感が損なわれやすいことが指摘されているのである。

一体感を高めるために特に重要なこととして，①情報格差を埋める（組織としての「目的地」と進むべき「道のり」の明確な言語化と提示，感染状況・取り組み状況などの具体的情報を電子カルテ特設サイト・ニュースレターなどで見える化），②当事者意識を平らにする（対応協力を幹部から直接要請，非最前線職場を巻き込んだ支援活動），③対応スタッフの孤立感を軽減する（幹部が現場に赴きねぎらいの声かけ，部署間のミーティング），④部署ごとのストレス要因を分析し対策する（ラウンド・アンケート・面接による情報収集，課題分析とフィードバック）が勧められる。

当院の対応と工夫

1. 病院での対応と工夫

当院では，感染状況に応じて通常のがん診療を一部縮小し，感染症部門支援に重点シフトした。ここでは，病院全体の活動の具体例をいくつか紹介する。

1）情報の共有化

誰もが最低限の対応ができることを目指し，マニュアル作成と共有化がいち早く行われ，適宜最新化されたことには感心した。医療的対応のみならず，クレーム対応，職員の健康管理も含まれ，アクセスしやすく大いに役立った。多職種によるCOVID支援チームが立ち上がり，全職員に向けての相談窓口・感染関連の情報満載のニュースレターが配信され，また，部署代表者会議では逐次，感染動向の報告，専門家による最新情報レクチャーと丁寧な質疑応答が行われ，少なからず安心につながったと思う。幹部の回診やヒアリングは感染最前線部署だけでなく，全部署に対しても行われ，またトピックごとに関連部門の会議が開かれ，誰にも発言の権利や機会があることで不公平感の是正，当事者意識の確立につながったように思う。

2）支援の見える化による連帯感

部署代表者会議では毎回，院長からねぎらいの言葉があり，また，周囲からの感謝の声（近隣小中学校からの応援メッセージ，最寄り駅利用者からの応援メッセージボード）や支援物資（企業からの応援グッズ）は写真化や回覧で共有され勇気づけられた。当院上空にブルーインパルスの応援飛行があったときは，駐車場などからみんなで一瞬空を見上げ手を振り，支援されていることを実感した。

3）～にもかかわらず楽しみ笑うこと

キャラクター「こまびえ」（疫病封じのアマビエの駒込版）が院内報やポスターで活躍した。「ユーモアとは，～にもかかわらず笑うことである」[3]と，A.デーケン氏が繰り返し教えてくれたように，私たちは過酷な状況のなかでも，楽しみ笑うことを大切にし続けたと思う。

2. PCUでの対応と工夫

医師・看護師が交代で感染部門に派遣されたためPCUは減床し，ボランティア活動・遺族会なども休止せざるをえなかったが，幸いなことにPCUのアイデンティティは守られた。ここではPCUの工夫を一部紹介するが，お伝えしたいのはhow toではなく，変化する現場でどう考えどう行動するかという思考プロセスである。

1）ネガポジ変換を工夫する

パンデミックにより，「～してはいけない」という禁止事項が増えた。伝えられる側はもちろん，伝える側もつらい。そこで私たちは，「ネガポジ変換（否定形ではなく肯定形で語る）の魔法」を心がけた。「家族の面会は1人10分しかできない」ではなく「10分の間お2人の時間をお過ごしください」，「規則なのでダメ」ではなく「本人ご家族の命と生活を守るためのご協力に感謝します」と置き換える。不条理な内容は変わらないが，ほんの少しの工夫で伝える抵抗感が和らぐような

気がする。行動変容は，禁止することではなくインセンティブに訴えることで生まれるのだと思う[4]。

2）小さな喜びを見つけて意識的にみんなで喜ぶ

面会や付き添いの時間が限られ，家族の声を聞く機会が極端に減った。それでも，スタッフへの感謝の言葉やうれしいエピソードは，細々ながら届いた。退院時，遺族へのレターに対する返事，遺族調査（当協会主催）の記載などで家族からのメッセージが届いたときは，朝の申し送り時にこれまで以上に大げさに取り上げて共有し，みんなで喜び，ポジティブフィードバックすることを意識的に行った。ほんの小さな喜びでも，それがあるとやりがい感が刺激され，希望につながるのだと思う。

3）柔軟性・応用力を尊重する

刻々と状況が変化するなか，「原則禁止のなかでの例外的扱い」や「細かな約束事」については現場に委ねられた。私たちは任されたことに誇りと責任を感じ，時に感染症専門家に相談しながら，繰り返しカンファレンスで「みんなで」検討した。非情なルールを押し付けられるのではなく，「なぜ」を考え「だからこうする」と意味づけすることが重要だと考えたからである。それぞれが情報を集めてその場における最善策を考えみんなで決めるという柔軟性・応用力，そして本当に大切なことを守り抜こうとする力が訓練されたように思う。

4）「大切な人とのつながりは，物理的距離に負けるほど弱くはない」と私たち自身が確信する

他PCU同様，オンライン面会を工夫し，思いのこもったレターやグッズの差し入れを仲介し，それぞれの様子や会話などの情報を伝書バトのように往復した。しかし，私たちがどんなに頑張っても，会えないつらさが癒されることはない。その厳しい現実を痛いほど分かりつつ，それでも私たちは，本人と家族がつながる強い力を信じ続けて支援した。呼吸停止後も，家族の声を届け続けるために受話器をずっと患者の耳元にかざし，涙を浮かべながら家族を待ち続けた看護師がいた。見えない所でそれぞれが懸命に踏ん張っていた…。本人と家族のもつ不思議な力を信じ切れるからこそ，そしてそうした仲間の踏ん張りを知っているからこそ，私たちは頑張り続けることができたのだと思う。

おわりに

キャンサーギフトという言葉がある。がんになったことはつらいが，「がんになったおかげで人生の意義を考えることができた」などの気づきがある。同様に，コロナギフトという言葉も生まれた。パンデミックのおかげで，「緩和ケアの本来のあり方に気づき，いろいろ工夫できた」「懸命にやったことを誇りに，この仲間と働き続けたいと思えた」と仲間たちは振り返る。この志高い気づきに，心から敬意を表したい。

「遅発疲労」は自覚しにくく蓄積する。「トラウマ体験」はのちに突然体現されることもある。ビフォーコロナには戻れずスタッフの戦いはまだまだ続く。今だからこそ，タテ展開（経験の分析と今後の対策のブラッシュアップ）とヨコ展開（他施設他地域そして次の禍につなげる対策）が重要であると思う。

最初に紹介した犬養医師の短歌をもう1つ紹介して本稿を終わりたい。

「"し"と打てば"新型"と出る電カルの予測を超えて"信じる"と打つ」[1]

文献
1) 犬養　楓：前線．書肆侃侃房，2021
2) 日本赤十字社：新型コロナウイルス感染症対応に従事されている方のこころの健康を維持するために．〔https://www.jrc.or.jp/saigai/news/200330_006139.html〕
3) アルフォンス・デーケン：よく生きよく笑いよき死と出会う．新潮社，2003
4) 田中桂子：家族の面会が制限される緩和ケア病棟で私たちができること．エンド・オブ・ライフケア　**4**：35-37，2020

8. 新型コロナウイルス感染症が緩和ケア病棟に与えた影響

宮下光令[*1]　安保博文[*2]　田村恵子[*3]　安部奈津子[*4]　松島たつ子[*4]　志真泰夫[*5]

([*1]東北大学大学院医学系研究科 保健学専攻緩和ケア看護学分野　[*2]六甲病院 緩和ケア内科　[*3]大阪医科歯科大学医療イノベーション研究推進機構 事業化推進研究センター　[*4]日本ホスピス緩和ケア協会　[*5]筑波メディカルセンター病院)

はじめに

　新型コロナウイルス感染症（COVID-19）によって緩和ケア病棟は，閉鎖や面会制限など大きな影響を受けた。本稿では，日本ホスピス緩和ケア協会が行った，新型コロナウイルス感染症に関する2回の施設調査およびインターネット遺族調査の結果について報告する。

施設調査

1. 目　的

　新型コロナウイルス感染症が緩和ケア病棟に与えた影響を調査する。

2. 対　象

・3月調査：2021年3月1日時点に日本ホスピス緩和ケア協会の正会員に登録している緩和ケア病棟，376施設
・11月調査：2021年10月30日時点に日本ホスピス緩和ケア協会の正会員に登録している緩和ケア病棟，381施設

3. 調査実施期間

・3月調査：2021年3月8日～3月19日
・11月調査：2021年10月31日～11月22日

4. 調査対象期間

・3月：調査対象期間は設定せず（新型コロナウイルス発生時から調査時点までを想定）

・11月調査：2021年8月1日～10月31日

5. 回答方法

　Googleフォーム，ファックスでの書面回答，またはメールよる回答

6. 回答率

・3月調査：46.3%（174施設）
・11月調査：68.2%（260施設）

7. 結　果

1) 緩和ケア病棟の閉鎖

　新型コロナウイルス感染症による緩和ケア病棟の閉鎖は3月調査で11%，11月調査では13%であった。一部閉鎖（病床数削減）は3月調査で4%，11月調査で7%であった（図1）。緩和ケア病棟の閉鎖の理由は「緩和ケア病棟をコロナ専用病床に転用するため」が3月調査で65%，11月調査で47%であり，「新型コロナウイルス感染症患者の受け入れに伴う病棟スタッフの配置転換を行うため」が3月調査で31%，11月調査で29%であった（図2）。

2) 施設全体でのクラスター発生状況

　施設全体で新型コロナウイルス感染症のクラスター（5名以上）が発生した施設は3月調査で14%，11月調査で18%だった（図3）。クラスターが発生した施設の中で緩和ケア病棟の患者または職員が感染した施設は3月調査で7%，11月調査で28%だった（図4）。

3) 面会制限

　緩和ケア病棟で面会制限を行った施設は3月調

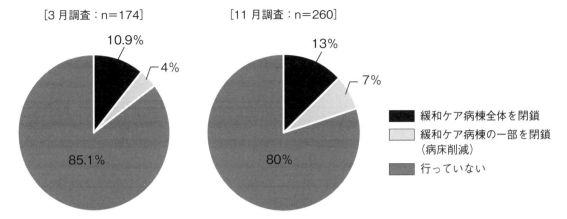

図1　COVID-19患者の入院受け入れなどのために，緩和ケア病棟の閉鎖や一部閉鎖を行いましたか

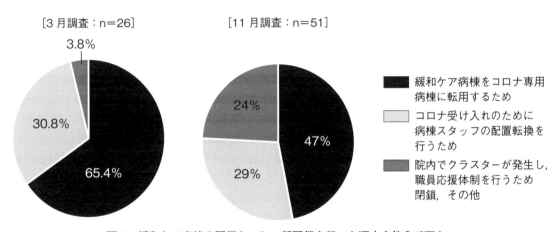

図2　緩和ケア病棟の閉鎖ないし一部閉鎖を行った理由を教えて下さい

査で98%，11月調査で99%だった（**図5**）。面会制限の内容は「人数」「時間」「面会できる親等」が多かったが，一時期であっても家族などの面会をすべて禁止した施設も20%程度あった（**図6**）。面会制限の程度は3月調査では72%，11月調査では65%が病院全体より緩やかな内容であったと回答したが，病院全体より厳しい内容と回答した施設も3月調査で3%，11月調査で2%あった（**図7**）。面会制限時に病棟スタッフが行った対応や工夫に関しては「タブレット端末やスマートフォンを用いて面会を支援した」「家族への電話連絡などを頻回に行った」が多かった（**図8**）。面会制限を行うことで苦労したことは，質問した3つの項目「面会制限について，患者や家族から苦情があり対応に苦慮した」「患者の状態などに応じた面会制限を緩和する判断が難しかった」

「面会制限を行いつつ質の高いケアを行うことが困難であった」すべてで回答が多かった（**図9**）。予測される生命予後と面会制限の状況では，ほとんどが予後によらず条件付き可能としていたが，予後1週間以上では面会禁止とする施設があり，予後1週間未満もしくは3日以内では面会制限をなしとする施設もあった（**図10**）。

4）ケアの質

新型コロナウイルス感染症が緩和ケア病棟のケアの質に影響を与えたかを尋ねた質問では，3月調査で33%，11月調査で23%が「大きくケアの質が低下したと思う」と回答し，3月調査で39%，11月調査で54%が「少しケアの質が低下したと思う」と回答した。「質が低下したとは思わない」という回答は3月調査で25%，11月調査で19%だった（**図11**）。

41

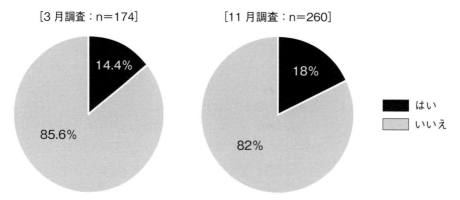

[3月調査：n=174]　　　　　　[11月調査：n=260]

14.4%　　　　　　　　18%

85.6%　　　　　　　　82%

■ はい
□ いいえ

図3　貴院の施設全体において COVID-19 集団感染（5名以上のクラスター）が発生しましたか？

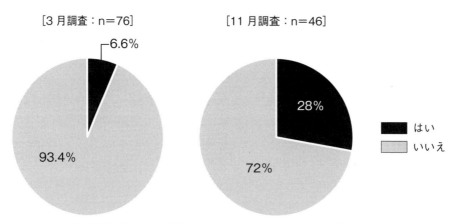

[3月調査：n=76]　　　　　　[11月調査：n=46]

6.6%　　　　　　　　28%

93.4%　　　　　　　　72%

■ はい
□ いいえ

図4　その集団感染では，緩和ケア病棟の患者または職員が感染しましたか？

8. 考　察

　まず，本調査を解釈するうえでの注意点について述べる。回収率は3月調査では46%，11月調査では68%と十分に高いとはいえず，日本ホスピス緩和ケア協会会員施設のすべてを代表する数値とはいえない。3月調査で回収率が低い理由は，11月に比べて緩和ケア病棟のスタッフが新型コロナウイルス感染症への対応に追われて，調査への回答が困難だった可能性がある。また，病棟閉鎖や面会制限に関しては時期によって変化しているため，すべての期間においての数値ではない。11月調査に関しては，該当する期間を設定して調査を行ったが，必ずしもその期間のみについて回答しなかった施設がある可能性がある。

　緩和ケア病棟の閉鎖は2回の調査で11%，13%であった。重複する施設も多いかもしれない

が，全体で20%近い施設が1度は閉鎖していたかもしれない。回収できなかった施設には緩和ケア病棟を閉鎖していた施設が多く含まれていた可能性もあり，この数値はもう少し多いかもしれない。

　クラスター発生，緩和ケア病棟の患者・職員の感染は3月調査より11月調査のほうが多かった。これは2021年春〜夏の「アルファ株第4波」と「デルタ株第5波」の影響を反映しているのかもしれない。

　面会制限はほぼすべての施設で実施されていた。「人数」「時間」「面会できる親等」などの規定を設定しつつ，予後に配慮しながらタブレット端末やスマートフォンの利用，頻回な電話連絡など工夫して面会をしていた施設が多かったが，1時期であっても家族などの面会をすべて禁止した施設も20%程度あった。ある程度の施設では面

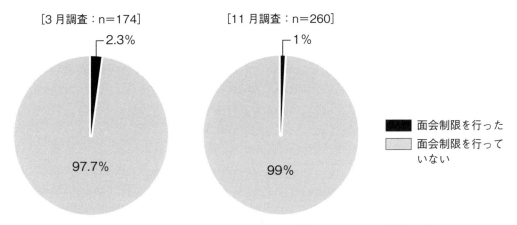

図5　緩和ケア病棟において，新型コロナウイルスの感染対策として面会制限を行いましたか

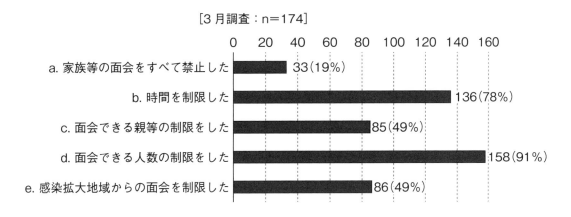

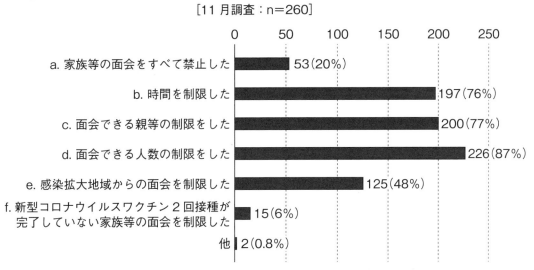

図6　どのように面会の制限を行いましたか（複数回答）

会に対する苦情などにも対応しなくてはならなかった。2021 年の時点では致し方なかった側面もあるが，面会制限は緩和ケア病棟の活動を大きく阻害した。

　ケアの質に関しては，30％程度が「大きく低下した」と回答した。「少し低下した」まで含める

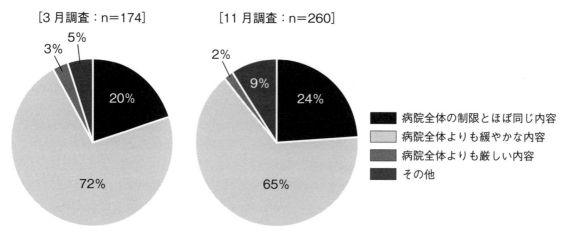

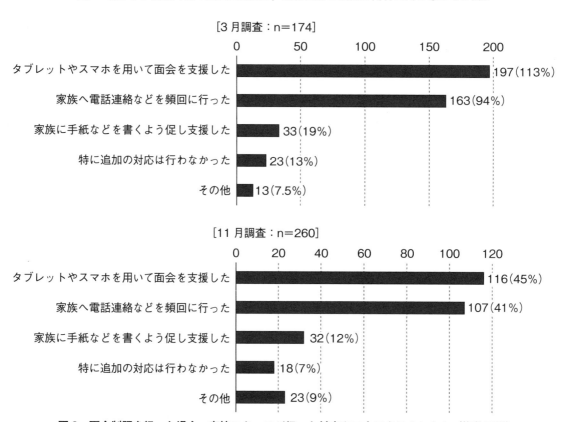

図7 緩和ケア病棟で行った面会制限は，病院全体の制限の内容と同じものでしたか

図8 面会制限を行った場合，病棟スタッフが行った対応や工夫はありましたか（複数回答）

と70％程度であった。3月調査に比べて11月調査でこの状況は少し改善したが，それは新型コロナウイルス感染症の状況が見えてきたことによる面会制限の緩和や，さまざまな工夫をした結果かもしれない。

インターネット遺族調査

1. 目 的

　新型コロナウイルス感染症による緩和ケア病棟の面会制限によって遺族がどのような経験をした

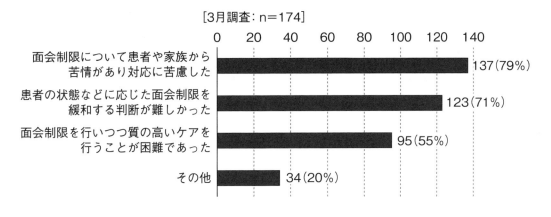

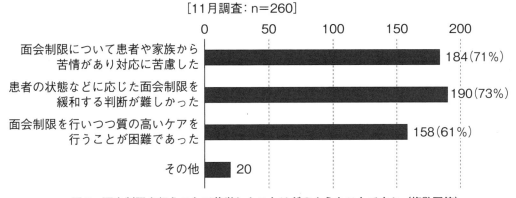

図 9　面会制限を行うことで苦労したことはどのようなことですか（複数回答）

[2021 年 1 月末の時点での対応]　　　　[2021 年 9 月末時点での対応]

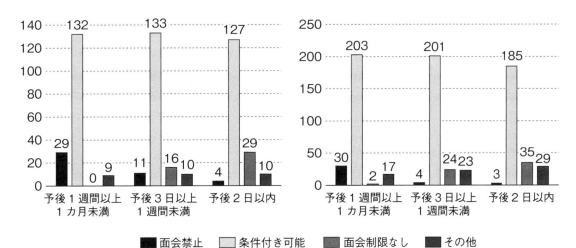

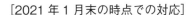

図 10　次のように生命予後が予測される場合，どのように面会の対応を行われていましたか

かを明らかにする。

2. 対　象

　日本ホスピス緩和ケア協会が実施しているイン

ターネット遺族調査に参加した，2020 年 2 月 1 日～2021 年 12 月 31 日までに緩和ケア病棟で死亡した患者の遺族。

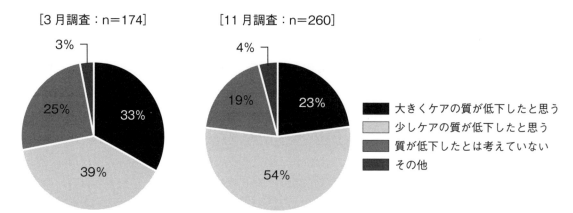

[3月調査：n=174]　　　[11月調査：n=260]

3%　　　　　　　　　4%

25% 33%　　　　19% 23%

39%　　　　　　　54%

- ■ 大きくケアの質が低下したと思う
- □ 少しケアの質が低下したと思う
- ■ 質が低下したとは考えていない
- ■ その他

図11　患者家族の視点からみて，COVID-19の流行が緩和ケア病棟のケアの質に影響を与えたと考えますか

表1　インターネット遺族調査　対象者背景（n = 998）

N　％			N　％		
患者年齢（歳）	76 ± 12		続柄	配偶者	31
				患者の子ども	53
患者性	女	48		その他	16
遺族年齢（歳）	50 未満	11	付き添い頻度	毎日	42
	50〜64	43		4〜6 日	17
	65〜80	38		1〜3 日	23
	80 以上	8		付き添っていなかった	17
遺族性	女	63			

3. 調査実施期間

2021 年 5 月 1 日〜2022 年 5 月 31 日。

4. 回答方法

各施設から死亡後 3 カ月が経過した遺族に ID を送付し，日本ホスピス緩和ケア協会の web サイトにて遺族が回答した。

5. 回答数

998 名。送付数を収集していないため，回収率は計算できないが，パイロット調査の経験では回収率は 20〜25％程度と推測される。

6. 結　果

1）対象者の背景

対象者の背景を表1に示す。患者の年齢は 76 ± 12 であり，女が 48％であった。遺族年齢は 65-80 歳が 38％と最も多く，女が 63％であった。続柄は患者の子供が 53％，配偶者が 31％であった。

2）面会制限の状況

遺族の面会制限があったかどうかに関する認識を図12に示す。面会制限の方法は施設や時期によってさまざまであるうえに，たとえばもともと遺族が 1 人の場合は人数制限があっても制限と感じないであろうから，ここでは遺族が面会制限を遺族による認識という形で収集した。面会制限について「そう思う」と回答した遺族は 66％，「ややそう思う」と回答した遺族は 14％であった。これらを合計した 80％の遺族を，以下では「面会制限あり」として扱うことにした。

3）面会制限と付き添いの状況

面会制限の有無による付き添いの状況を図13

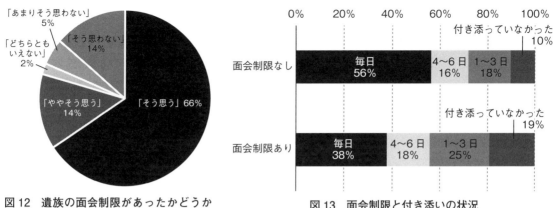

図12　遺族の面会制限があったかどうか
　　　に関する認識

図13　面会制限と付き添いの状況

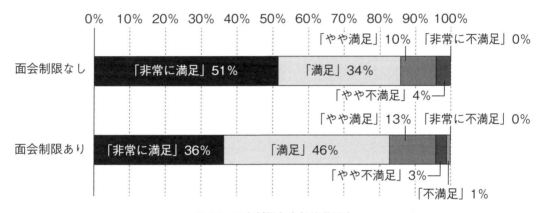

図14　面会制限と全般的満足度

に示す。面会制限ありのほうが付き添いの日数が少ない傾向にあったが，面会制限ありでも38%が毎日，18%が4〜6日の付き添いができていた。

4）面会制限と全般的な満足度

面会制限の有無による緩和ケア病棟で受けたケアに対する全般的な満足度との関連を図14に示す。面会制限なしのほうが「非常に満足」という回答が多い傾向にあったが，「非常に満足」と「満足」を合計するとあまり違いはなかった。また，「非常に不満足」という回答は両群で0%であり，「不満足」という回答も面会制限あり群で1%，なし群で0%であった。

5）面会制限に対する思い（ポジティブな感想）

面会制限あり群の遺族の面会制限に対するポジティブな感想を表2に示す。遺族の86%が「面会制限は仕方なかった」と回答した。また，82%が「病棟スタッフは患者と家族が向流できるよう

に努力や工夫をしてくれた」，67%が「病棟スタッフが患者の状態をこまめに連絡してくれたので安心だった」，43%が「スマートフォンやタブレット型端末などで患者と家族がコミュニケーションできるような配慮があった」と回答した。

6）面会制限に対する思い（ネガティブな感想）

面会制限あり群の遺族の面会制限に対するネガティブな感想を表3に示す。遺族の80%が「家族は寂しかった」，76%が「患者は寂しかった」と回答した。また，56%が「患者の状態がわからず不安だった」，45%が「重症の患者では，面会制限をするべきではない」と回答した。「面会制限の家族への説明の仕方がよくなかった」という回答は10%だった。

8.　考　察

まず，本調査を解釈するうえでの注意点につい

表2　面会制限に対する思い（ポジティブな感想）	
・面会制限は仕方なかった	86%
・病棟スタッフは患者と家族が交流できるように努力や工夫をしてくれた	82%
・病棟スタッフが患者の状態をこまめに連絡してくれたので安心だった	67%
・スマートフォンやタブレット型端末などで患者と家族がコミュニケーションできるように配慮があった	43%
・面会制限が厳しくない病院や病棟を選んで入院した	23%
・感染対策を徹底するために，もっと厳しい面会制限を行うべき	4%

面会制限ありと回答した人のみの集計

表3　面会制限に対する思い（ネガティブな感想）	
・家族は寂しかった	80%
・患者は寂しかった	76%
・患者の状態がわからずふあんだった	56%
・重症の患者では，面会制限をするべきでない	45%
・面会制限があったので，できるだけ長く自宅療養するようにした	14%
・新型コロナウイルスに感染する危険があり，面会に行くことが怖かった	12%
・面会制限の家族への説明の仕方がよくなかった	10%
・病棟スタッフが感染防御服や手袋，マスク，フェースシールドなどを着用していることが温かみに欠けると感じた	3%

面会制限ありと回答した人のみの集計

て述べる。本調査の回収率は送付数が不明なため計算できないが，パイロット調査の経験から20〜25％程度であることが推測される。回答者の特性は過去のJ-HOPE研究などの大規模遺族調査と比較すると患者の子どもが多く，配偶者が少ない他は大きな差はなかった。また，パイロット調査では全般満足度などの緩和ケアの質の評価に関しても，過去のJ-HOPE研究とほとんど差がなかった。したがって，対象者の属性には若干のバイアスが懸念されるものの，その程度は大きくないと考えられる。

本調査の限界の1つが面会制限を遺族の主観的な感覚として尋ねたことである。しかしながら，すでに述べたように，面会者が1人であれば人数制限があったとしても，実質上は面会制限は起こっていないことになる。施設調査では98〜99％の施設で面会制限を実施していたが，インターネット遺族調査では80％しか面会制限と認識をしていなかったのは，このような理由であると考えられる。

面会制限があっても遺族は56％が週4日以上の面会ができていた。これは短時間でも面会はできるようにしていた施設がほとんどであることや，施設調査でみられたように，予後が短い患者では面会制限を緩和した施設があることが理由として考えられる。

面会制限なし群の遺族のほうが全般的満足度は高かった。しかしながら，この数値は過去の

J-HOPE研究より高く，過去のJ-HOPE研究の結果は面会制限あり群の遺族とほぼ同じであった。これらは，面会制限あり群でも，遺族は全般的な満足度を低く評価しておらず，面会制限なし群では，このような状況であっても面会制限をしなかった（感じなかった）ことに感謝している結果なのかもしれない。また，一般病棟では厳しい面会制限がなされていることと比較して評価したのかもしれない。

面会制限に対する思いでは，多くの遺族が面会制限を仕方がなかったと捉えていた。遺族は面会制限によって遺族・患者とも寂しかったと考えていたが，仕方がなかったと捉えていたことは，遺族の死別後悲嘆を考えると幸いな結果であったと思われる。また，遺族は面会制限中の緩和ケア病棟のスタッフの努力や工夫・対応を肯定的に捉えていた。不安があったという回答も多かったが，それでも全般的満足度が過去の遺族調査より低くなかった理由は，このような対応に満足していた可能性がある。面会制限の家族への説明の仕方がよくなかったという回答も10％あり，今後同様の事態が生じた場合には今回の経験を活かして改善すべき事項ではあるが，割合としてあまり大きくなかったことは幸いであった。

おわりに

本稿では，施設調査とインターネット遺族調査

という2つの視点から，2020〜2021年に新型コロナウイルス感染症が緩和ケア病棟に与えた影響をまとめた。2022年以降は弱毒化したが感染力が高いオミクロン株の流行もあり，状況は若干変化しているかもしれない。新型コロナウイルス感染症によって緩和ケア病棟の閉鎖が起こり，本来なら適切な緩和ケアを受けられる患者が，それを受けられなくなった可能性が最も危惧される。この間，がん患者の自宅死亡率は大幅に上昇した。その要因は複数考えられるが，病院全体の面会制限のため患者・家族ともに面会できない可能性を考えて，病院への入院自体を回避した可能性がある。在宅療養には一般病棟からの流入の割合が高いことが推測され，緩和ケア病棟の閉鎖だけが要因とは思えない。今回は未曽有のパンデミックであったため，十分な準備もなく，個室である緩和ケア病棟がコロナ病棟に転換されやすい状況であった。今後も新たな感染症の流行の可能性を考えて，適切な緩和ケアの提供が途切れることがないように準備していく必要がある。

　インターネット遺族調査からは，遺族が新型コロナウイルス感染症による面会制限を仕方ないと考え，緩和ケア病棟の努力を肯定的に捉えていたことが明らかになった。施設調査で緩和ケア病棟スタッフが危惧していたほど質の低下があったとは遺族は捉えていない可能性がある。しかし，緩和ケアの目的とする患者・家族に対する全人的なケアを提供するうえで，面会制限が負の影響を与えていたことは間違いないと思われ，今後新たな感染症の流行があった場合には，今回の経験を活かして対応することが求められる。

9. 新型コロナウイルス感染症が世界の緩和ケアに与えた影響に関する系統的レビュー論文の紹介

伊藤里美　佐藤桃香　伊東真沙美　趙 睿傑　陳 貽悦　宮下光令

（東北大学大学院医学系研究科 保健学専攻 緩和ケア看護学分野）

はじめに

新型コロナウイルス感染症（COVID-19）は，2019 年 12 月初旬に第 1 例目の感染者が報告されてから，わずか数カ月ほどの間にパンデミックといわれる世界的な流行となり，日本の医療・緩和ケアの姿を一瞬にして大きく変えた。これは世界的に見ても同様である。そこで，パンデミックが世界の緩和ケアに与えた影響に関する海外の状況を知るために，データベースを探索した。しかし，膨大な論文が見つかったため，本稿ではデータベースから検索された論文のうち，系統的レビュー論文として発表されたものを紹介することにした。

【方法】

1) 研究デザイン：COVID-19 が緩和ケアに与えた影響に関する系統的レビュー論文の紹介。
2) 対象：4 つのデータベース（PubMed, Ovid MEDLINE, Cochrane Library, CINAHL EBSCOhost）を使用し，2019 年以降に出版された「緩和ケア」と「COVID-19」に関する系統的レビューを検索した（検索式は**表 1** 参照）。
3) 文献検索および選定結果：データベース間での重複論文を除いた検索結果は全 382 件であった。これらに上記の基準を適用した結果，13 文献が選定された。本記事で用いた文献一覧を**表 2** に示す。

COVID-19 パンデミック時のがん患者に対する緩和ケア—16 カ国 36 研究からのナラティブ統合[1]

・目的：COVID-19 の流行期におけるがん患者の緩和ケアの変化と，どのようにして質を維持・向上させたのかを明らかにすること。さまざまな研究課題を反映させるため，量的研究および質的研究から得られた主要な知見を要約した。各研究の主要なテーマに基づき，グループ化した。

・適格基準：緩和ケア・COVID-19 に関する英語論文であり，がん領域における緩和ケア患者に関連するものであること。

・除外基準：記載なし。

・主たる結果：計 36 文献が選定され，そのうち 15 件が後ろ向き研究，7 件が前向き研究，4 件が横断的研究，2 件が定量的および記述的研究，6 件が質的研究，2 件が混合研究であった。結果の要約を以下に示す。

1) 緩和ケアを受けている患者への影響

多くの研究で，緩和ケアを受けている患者は，COVID-19 に罹患すると病院で死亡する可能性が 1.2 〜 3 倍高かった。さらに，がん患者に対する緩和ケアの開始が遅れることで，入院の遅れや本来不必要な根治的手術の増加などを引き起こした。

一部の患者では，パンデミックによる QOL の低下やうつ病が報告されている。これには，COVID-19 の感染に対する恐怖，病気の進行に対する恐怖，不十分な治療に対する恐怖に関連している可能性がある。多くの患者は，COVID-19 よりも治療が不十分であ

表1　データベースと検索式

PubMed	"Terminal Care"[MeSH Terms] OR bereave* OR hospice* OR "advanced cancer"[Title/Abstract] OR "end of life" OR "terminally ill" OR palliative*[Title/Abstract] OR "Palliative Care"[MeSH Terms] AND "palliative care unit" OR "palliative care team" AND "Covid-19"[MeSH Terms] OR "coronavirus" OR "2019-ncov" OR "SARS-CoV-2" OR "sars-cov-2"[MeSH Terms] OR "Severe Acute Respiratory Syndrome Coronavirus 2" OR "cov-19" OR "pandemic" OR "2019 novel coronavirus" OR "coronavirus disease" OR "NCOV" OR "2019 NCOV" (AND 2019/01/01[PDAT] : 3000/12/31[PDAT])
Ovid MEDLINE	#1 exp Terminal Care/ or bereave$.af. or hospice$.mp. or advanced cancer.tw. or end of life.af. or terminally ill.mp. or palliative$.tw. or exp palliative therapy/ #2 "palliative care unit" OR "palliative care team" #3 "Covid-19".sh. or "coronavirus".mp. or "2019-ncov".mp. or "SARS-CoV-2".mp. or "sars-cov-2".sh. or "Severe Acute Respiratory Syndrome Coronavirus 2".mp. or "cov-19".mp. or "pandemic".mp. or "2019 novel coronavirus".mp. or "coronavirus disease".mp. or "NCOV".mp. or "2019 NCOV".mp. #4 limit 3 to yr="2019 -Current" #5 1 and 2 and 4
Cochrane Library	#1 MeSH descriptor: [Terminal Care] explode all trees #2 bereave* #3 hospice* #4 "advanced cancer" #5 "end of life" #6 "terminally ill" #7 palliative* #8 MeSH descriptor: [Palliative Care] explode all trees #9 MeSH descriptor: [COVID-19] explode all trees #10 "coronavirus" #11 "2019-ncov" #12 "SARS-CoV-2" #13 MeSH descriptor: [SARS-CoV-2] explode all trees #14 "Severe Acute Respiratory Syndrome Coronavirus 2" #15 "cov-19" #16 "pandemic" #17 "2019 novel coronavirus" #18 "coronavirus disease" #19 "NCOV" #20 "2019 NCOV" #21 "palliative care unit" #22 "palliative care team" #23 #1 OR #2 OR #3 OR #4 OR #5 OR #6 OR #7 OR #8 #24 #9 OR #10 OR #11 OR #12 OR #13 OR #14 OR #15 OR #16 OR #17 OR #18 OR #19 OR #20 #25 #21 OR #22 #23 #22 with Publication Year from 2019 to 2023, in Trials（Limits で入力） #24 #21 AND #23

<table>
<tr><td>CINAHL
EBSCOhost</td><td>(mh Terminal Care+ OR bereave* OR hospice* OR "advanced cancer" OR "end of life" OR "terminally ill" OR palliative* OR mh Palliative Care OR mh palliative therapy+)
AND
("palliative care unit" OR "palliative care team")
AND
(mh Covid-19+ OR "coronavirus" OR "2019-ncov" OR "SARS-CoV-2" OR mh sars-cov-2+ OR "Severe Acute Respiratory Syndrome Coronavirus 2" OR "cov-19" OR "pandemic" OR "2019 novel coronavirus" OR "coronavirus disease" OR "NCOV" OR "2019 NCOV" OR ((mh coronavirus+ OR "coronavirus" OR "COV") AND 2019/01/01[PDAT] : 3000/12/31[PDAT])</td></tr>
</table>

表2 文献一覧

No.	タイトル	著者	雑誌名	出版年
1	Systematic rapid living review of the impact of the COVID-19 pandemic on cancer survivors: update to August 27, 2020.	Jammu AS, et al.	Supportive Care in Cancer	2021
2	The Experiences of Informal Carers during the COVID-19 Pandemic: A Qualitative Systematic Review.	Bailey C, Guo P	International journal of environmental research and public health	2022
3	Ethical Challenges of Nurses in COVID-19 Pandemic: Integrative Review.	Gebreheat G, Teame H	Journal of multidisciplinary healthcare	2021
4	The impact of providing end-of-life care during a pandemic on the mental health and wellbeing of health and social care staff: Systematic review and meta-synthesis.	Porter B, et al.	Social science & medicine	2021
5	Nursing students' experiences with patient death and palliative and end-of-life care: A systematic review and meta-synthesis.	Yoong SQ, et al.	Nurse education in practice	2023
6	Digital health and telehealth in cancer care: a scoping review of reviews.	Shaffer KM, et al.	The Lancet. Digital health	2023
7	The role of telehealth on quality of life of palliative care patients during the COVID-19 pandemic: an integrative review.	Narvaez RA, et al.	International journal of palliative nursing	2022
8	Telehealth in palliative care during the COVID-19 pandemic: A systematic mixed studies review.	Xu X, et al.	Worldviews on evidence-based nursing	2023
9	Provision of Palliative Care during the COVID-19 Pandemic: A Systematic Review of Ambulatory Care Organizations in the United States.	Lieneck C, et al.	Medicina (Kaunas, Lithuania)	2021
10	National and international non-therapeutic recommendations for adult palliative and end-of-life care in times of pandemics: A scoping review.	Gesell D, et al.	Palliative & supportive care	2022
11	Quality of Life of People with Cancer in the Era of the COVID-19 Pandemic in India: A Systematic Review.	Rohilla KK, et al.	Clinical practice and epidemiology in mental health : CP & EMH	2021
12	Radiotherapy based management during Covid-19 pandemic - A systematic review of presented consensus and guidelines.	Siavashpour Z, et al.	Critical reviews in oncology/hematology	2021
13	Palliative care for cancer patients during the COVID-19 pandemic: A narrative synthesis from 36 studies of 16 countries.	Zhao DY, et al.	Journal of clinical nursing	2023

ることに対して大きな恐怖を示していた。

2）緩和ケアを提供している医療施設への影響

　パンデミックの影響で，緩和ケアを提供している医療施設では入院患者数の減少，個人用防護具などの医療資源不足，経営難，スタッフの過度なストレスという課題に直面した。

　パンデミック前と比較して，入院患者は大幅に減少したが，相談やカウンセリングの需要が増加したことを示す研究もある。しかし，フランスで行われた研究はロックダウン中に緩和ケア病棟への入院患者が増加し，その後もベースラインより高いままであったという報告をしている。

　緩和ケアに関わる医療スタッフは，がんによる症状とCOVID-19による症状の見極めなどの診断を間違うことへの恐れ，自身の身体的健康の悪化，パンデミックにより追加された仕事，サポート不足，COVID-19に感染することへの恐怖，ソーシャルディスタンス，経済的ストレスから心理的負担が増加している。そのため，医療スタッフは精神疾患の罹患率の上昇や燃え尽き症候群になりやすくなったといわれている。しかし，この重要な時期に自分の仕事に対する責任感を再認識したという結果もみられた。

3）がん診療を行う医療施設における緩和ケア対策の改善

　がん関連症状のより良い管理，パンデミック時の特別室の提供，施設の資源と人員配置の合理化は，がん患者の緩和ケアを改善するための重要な取り組みであった。

　患者がスマートフォンやタブレットなどの電子機器で症状を医療者に報告する患者症状管理システムにより患者のがんによる症状の重症度を軽減する可能性が高まった。さらに，地域によってCOVID-19の感染率，人員配置，得られる医療資源が異なるため，状況を冷静に分析し，資源を適切に割り当てることが重要である。

4）緩和ケアを受けている患者への対策

　パンデミック中，がん患者の治療プロトコル，特に緩和ケアではほとんどの場合で変更が行われた。放射線療法において，単回放射線療法と段階的放射線療法はどちらもがん患者の症状を緩和する効果があり，パンデミック前は転移部位に応じ，単回放射線療法，段階的放射線療法のいずれかが適切に選択されていた。しかしある研究では，予後が不良な患者には段階的放射線療法よりも単回放射線療法を受けるほうが適していることが示唆され，COVID-19により来院回数を減少させたいがん患者にとって，単回放射線療法のほうが適していることが示された。身体的な治療も重要であるが，同様に精神的な治療も重要である。パンデミック中に遠隔医療を行うことによって，心理的および精神的なサポートを行うことでQOLを向上させることが示された。

5）遠隔医療の活用

　パンデミックの影響で，がん患者が遠隔診療を利用したが，患者と家族の満足度が高い遠隔医療が実施できたことが，いくつかの研究で示されている。新たな症状が出現した場合，症状モニタリングが必要な場合，COVID-19の感染に対する恐怖があること，がん症状による移動の制限や交通機関などの問題が遠隔医療の促進因子であった。

　遠隔医療は，タイムリーな治療・症状モニタリング・薬物の処方に役立ち，医療スタッフとしても使いやすく，時間を節約できるため，便利で快適である点がメリットとして挙げられる。さらに，診療報酬で遠隔医療がカバーされる割合が増加傾向にある。

　しかし，一部の研究では，遠隔医療は患者の主観的な症状の報告や患者の機能的な症状を評価できず，不適切な処方を生じることが示された。さらに，医療スタッフと患者・家族との信頼関係構築が困難になることが示された。母国語話者以外の患者や保険に入っていない患者，医療者の介入のない患者は遠隔医療を利用する可能性は低く，遠隔医療が医

療格差を悪化させる可能性があることが示唆された。

以上のことから，がん患者には，受診によるCOVID-19の感染リスクを軽減しつつ，緩和ケアの質を向上させる必要がある。さらに，医療施設は医療スタッフがより多くの経済的支援や精神的なサポートを受けられるように仕組みを調整する必要がある。最後に，医療機関および各国政府は，がん患者に対する質の高い緩和ケアを長期的に発展させるために，がん患者に対する緩和ケア対策の実施強化を検討，患者の負担を軽減するための政策を策定し，今回のパンデミックのような特殊な事象が発生した際の緩和ケアにおける経験と教訓をまとめるべきである。

COVID-19 パンデミックががん生存者に与えた影響に関するシステマティックラピッドリビングレビュー ― 2020 年 8 月 27 日の更新[2]

- ・目的：COVID-19 のパンデミックの影響に関する入手可能な知識を統合すること。
- ・適格基準：ファーストリンの抗がん剤治療を完了した，COVID-19 に罹患していないがんサバイバーに対する COVID-19 パンデミックの影響に関する論文を検索した。そのなかで，英語で執筆されており，2019 年 12 月から 2020 年 8 月 27 日までに出版されたすべての論文を適格とした。
- ・除外基準：記載なし。
- ・主たる結果：1,639 件の文献が検索され，19 件が選定された。選定された 19 件の論文のうち，COVID-19 のパンデミックが身体的健康に及ぼす影響についての editorials, calls to action, clinical correspondence などの専門家のコメント記事が 12 件，文献レビュー 2 件，前向きコホート研究 2 件，後ろ向きコホート研究 1 件，記述研究 1 件，統合メタ分析 1 件だった。全体として，がんサバイバーのウェルビーイング（16 件），心理社会的ウェルビーイング（15 件），およびがんサバイバーの経済的ウェルビーイング（3 件）について言及されていた。これらの

研究は，①がんサバイバーに対するケアの提供方法，②心理社会的および身体的ウェルビーイング，③経済的ウェルビーイングの 3 つのカテゴリに分類された。以下に，3 つのカテゴリの内容を簡単に記載する。

①がんサバイバーに対するケアの提供方法について COVID-19 の罹患を予防するため，がんによる症状がないがんサバイバーに関して，定期検診や受診の予定を一時的に変更，延期または中止することが推奨された。対面での診察は，オンラインなどの遠隔診療に変更となった。ロックダウン制限により，がんサバイバーに対する医療サービスや医療サービスへのアクセスのしやすさに影響が生じた。そのため，がんサバイバーが利用可能なケアの頻度と種類が大幅に減少した。

②心理社会的および身体的ウェルビーイング
がんサバイバーは，COVID-19 の流行により，社会的ネットワークや支援ネットワークから物理的距離を保つ必要があった。診察などのキャンセル，延期，変更は，がんサバイバーの不安を増加し，病気再発の診断の遅れや QOL の低下につながる可能性があった。また，遠隔医療の利用に関連してがんサバイバーの不安や苦痛が増大する傾向がみられた。

喉頭がんなど，診察時に飛沫感染のリスクが考えられるがん種によっては，ロックダウンにより診察や投薬を受けることが困難になったものもある。また，外出を控えるようになり，健康への悪影響や精神的健康の低下を招く可能性が示唆された。

がんサバイバーにとって，症状が COVID-19 によるものなのか，それともがんの再発によるものなのか，またそれを医師に相談すべきかどうかを判断するのが困難であった。

がんサバイバーは，がんでない患者と比較して COVID-19 に罹患するリスクが高いことも判明しており，重篤化のリスクが高い可能性がある。COVID-19 とがんとの関連性に関するエビデンスは明らかになっていない

が，がんサバイバーは，より一層の感染予防対策が必要である。

③経済的なウェルビーイング

　COVID-19の流行とロックダウンにより仕事がなくなるなどの経済的影響が，がんサバイバーとそのQOLと死亡率に過度の影響を与える可能性があると示唆されている。がんサバイバーは経済的に脆弱であり，パンデミック下でより大きな経済的困難に直面する可能性がある。

　世界的なパンデミックによってがん患者にもたらされたケアの提供方法，心理社会的および身体的ウェルビーイング，経済的ウェルビーイングに関する課題は，がん生存者の全体的なウェルビーイングに強い影響を与える可能性がある。また，それらの課題が長期的に影響する可能性がある。がんサバイバーに対するパンデミックの影響を解明するために，今後さらなる研究が必要である。

COVID-19パンデミック下のインフォーマルな介護者の経験
—質的システマティックレビュー[3]

・目的：COVID-19のパンデミック下で地域で高齢者，障がい者，または重い疾患に罹患した家族や親戚，友人などのインフォーマルな介護者の経験に関する質的文献を特定し，批判的に評価し，統合すること。調査結果を統合するため，テーマ分析を行った。

・適格基準：65歳以上のインフォーマルな介護者を含めた家族の介護者に関する質的研究COVID-19に関する英語論文。

・除外基準：記載なし。

・主たる結果：14件の研究が含まれ，慢性疾患をもつ患者の介護者，計476人の経験が報告された。そのうち，2件の研究はがん患者の介護者の経験に関するもので，他12件は認知症や神経疾患等がん以外の患者の介護者の経験に関するものであった。

テーマ分析により，4つのおもなテーマ1）恐怖，2）不確実性，3）負担，4）つながりの維持が特定された。

1）恐　怖

　介護者は患者がCOVID-19に罹患し，その結果死亡する恐れがあることに恐怖を感じていた。また，感染していても無症状な場合があり，自分がうつすかもしれないという恐怖もあった。病院は感染対策として面会制限を行っており，患者が入院した場合，面会できないのではないかと不安に感じていた。面会制限を避けようと施設への入居を避けた事例もあった。介護者は患者の感染リスクを不安に感じていたが，介護者自身の感染リスクについてはあまり不安に感じていなかった。メディアなどを通じてノーマスクなどの感染対策を行わない，ルールを守らない人を見ると「無責任な人々によって自分たちが危険にさらされている」と介護者が感じ，介護者のストレスとフラストレーションが増大した。医療，介護スタッフが感染予防対策を遵守していない様子を見て，デイサービス等の有料のサービスをキャンセルしたこともあった。介護者はロックダウンの制限が解除されたあとも感染に不安や恐怖を感じ，これにより，精神状態に影響があった。

2）不確実性

　パンデミック中，ロックダウンなどのルールに関する情報，ウイルスそのものに関する情報や感染対策についての情報，ケアの提供体制が日々変化し，不確実であることに不安を感じていた。現在受けている支援やサービス，給付金が今後も提供され続けるか不安があった。パンデミックにより，特にがん治療に関して，治療が延期されることや，患者が新型コロナウイルス罹患した場合に治療への影響を懸念した。パンデミックという通常とは異なる状況で介護を継続するために医療者からの専門的な情報を介護者は望んでいた。「何が起こっているのか，何が起こりうるのか」について，明確な情報が不足しており，介護者が情報を得るためには医療者に対して積極的に情報提供を求める必要があった。

3）負　担

　ロックダウンなどの制限によって，介護者

の負担は増加した。

特に，患者を感染から守る責任や，デイサービスなどの生活の質を向上させ，他者との交流をもてるようなサービスの閉鎖，サービスなしで単独で介護することによる負担が増大している。また，パンデミックによる日常生活の大幅な変化とロックダウンなどによる活動の制限の結果，パンデミック中に介護を受けている人々の症状が悪化したという報告もある。

患者を感染から守るため，介護者は個人防護具の装着，消毒用品の使用，ソーシャルディスタンスの確保が求められた。患者のなかには，マスク着用を促されると苛立ちを感じ，攻撃的に反応する人もいた。特に，認知症患者にマスク着用の必要性やソーシャルディスタンスの確保を理解してもらうことが難しく，介護者にとって負担となった。

デイサービスなどの，生活の質を向上させ，他者との交流をもてるようなサービスの閉鎖により，患者は他者との交流による刺激を受けられなくなった。これは特に認知症患者の介護者にとってストレスの原因となった。一部のサービスはオンラインで提供され，介護者からは高く評価されたが，ほとんどのサービスは対面サービスほど効果がなかった。介護者は，患者の症状の悪化を見ることにより苦痛を感じ，それが介護者と患者との関係を悪化させ，介護者自身の健康にも影響を及ぼした。

パンデミック中，介護者は要介護者のリハビリテーションやデイケアサービス，社会的ケア支援ネットワークなどの代わりとなるものを自分でも行おうとしたが，うまく行うために十分な能力や自信がないと感じ，身体的，精神的負担が大きかった。また，デイサービスなどのサービスが閉鎖されたことにより，介護者は買い物などを1人で行うことができなくなった。また，患者の介護者への依存度の増加がいくつかの研究で示されている。特に介護者が在宅勤務をしているときには，患者は介護者への期待が高く，より頻繁

に頼み事をするようになった。これにより，介護者がさらに負担を感じ，介護者自身のための時間が減る要因となった。介護者は，このような介護負担の増加がパンデミック以降も続くのではないかと懸念していた。

4）つながりの維持

サービスが閉鎖され，制限が強化されるなか，テクノロジーや屋外での交流を通じてつながりを保つ新しい方法が模索された。

介護者らは，新しい方法で支援を提供しようとする医療従事者や友人，家族の努力を称賛する一方で，一時的な措置がニューノーマルになる可能性はあっても，レスパイトセンターやデイケア施設の対面交流や治療環境を完全に代替するものではないという懸念を示した。

介護者は患者を感染から守るために，可能なかぎり隔離し，友人の訪問を許可しなかった。また，同居していない家族に対しても訪問を許可しないこともあった。これにより介護者の孤独感が増大し，介護者の体調の悪化，休憩不足，休憩不足による介護者のウェルビーイングへの影響が生じた。

対面での関わりや抱擁などの身体的愛情表現は大切な人とつながり，コミュニケーションをとるための重要な方法であるが，介護者は，面会制限によってそれができないことが患者のメンタルヘルスに影響を与えることに苦痛を感じた。多くの介護者が，直接的な接触をケアの重要な側面と考えていたが，ロックダウン中は直接的なコミュニケーションができなかった。

介護者は，患者，家族や友人とのつながりを保つためにビデオチャットやオンラインサポートグループなどのテクノロジーを使用した。大切な人とのつながりを保つために，テクノロジーは多くの人にとって重要な方法になった。しかし，テクノロジーでは非言語的コミュニケーションを常に十分にとらえることができないため，精神疾患があり，メンタルヘルスサービスを利用中の人にとっては問題となった。

テクノロジーの使用以外にも，対面の代わりとなるような，ソーシャルディスタンスを保ったドライブスルー形式や窓越しの面会など，距離を保ったままの訪問方法を模索することも重要であった。感染状況によっては面会が許可されたときもあった。しかし，感染者数の増加によって再度面会制限がされることを介護者は不安に感じていた。

多くの介護者はつながり方の変化に適応したが，テクノロジーの使用方法を知らないこと，テクノロジーを利用するためのツールがないこと，サポートが不足していることなど，テクノロジーの使用に難しさを感じる介護者もいた。

パンデミック下での介護者の負担の増加に対する複数の要因が特定された。介護者は，患者の感染対策を行うことや支援サービスが受けられず個人での介護を求められることなど，責任の増加を負担に感じていた。介護者に対する早急な支援が必要であり，流行後も持続可能な方法を検討する必要がある。

インドにおける COVID-19 パンデミック下のがん患者の QOL
─システマティックレビュー[12]

・目的：インドにおける COVID-19 パンデミックの際のがん患者の QOL を明らかにすること。
・適格基準：COVID-19 の流行下におけるがん患者の治療とケアに関する英語論文で，記事の全文を読むことができる論文。
・除外基準：記載なし。
・主たる結果：最終的に 6 文献が選定され，ガイドライン 1 件，記事 1 件，観察研究 2 件，レビュー 2 件が含まれた。結果の要約を以下に示す。

インドでは，パンデミックの最中でも，適切な予防措置を講じつつ，がん患者に治療が提供された。しかし，パンデミックはがん治療へのアクセスに対して大きな格差を引き起こした。がん治療施設では，膨大な数のがん患者が何カ月も治療を待つことになった。がん治療が遅れることで転移

のリスクが高まり，がん患者の予後と生存率が低下すると予測された。以上のことから，インド政府は COVID-19 によって，より大きくなったがん治療へのアクセスにおける不平等と格差を最小限に抑えるため，特に地方にがん治療施設を増やし，がん患者の管理に他国の戦略やエビデンスを組み込む必要がある。

おわりに

COVID-19 により，世界の緩和ケアはさまざまな影響を受けた。ここに結果を要約する。今後もこのようなパンデミックは起きる可能性がある。パンデミック下でも途切れることなく質の高い緩和ケアを提供するため，さらなる研究やガイドラインやケアの提供体制の見直し，パンデミックに限らず次の災害や社会的危機に備えることが必要と思われる。

文献
1) Zhao DY, Hu SQ, Hu FH, et al：Palliative care for cancer patients during the COVID-19 pandemic: A narrative synthesis from 36 studies of 16 countries. J Clin Nurs　32：6120-6135，2023
2) Jammu AS, Chasen MR, Lofters AK, et al：Systematic rapid living review of the impact of the COVID-19 pandemic on cancer survivors: update to August 27, 2020. Support Care Cancer　29：2841-2850，2021
3) Bailey C, Guo P, MacArtney J, et al：The Experiences of Informal Carers during the COVID-19 Pandemic: A Qualitative Systematic Review. Int J Environ Res Public Health, 19：13455，2022
4) Gebreheat G, Teame H：Ethical Challenges of Nurses in COVID-19 Pandemic: Integrative Review. J Multidiscip Healthc　14：1029-1035，2021
5) Porter B, Zile A, Peryer G, et al：The impact of providing end-of-life care during a pandemic on the mental health and wellbeing of health and social care staff: Systematic review and meta-synthesis. Soc Sci & Med　287：114397，2021
6) Yoong SQ, Wang W, Seah ACW, et al：Nursing students' experiences with patient death and palliative and end-of-life care: A systematic review and meta-synthesis. Nurse Educ Pract　69：103625，2023
7) Shaffer KM, Turner KL, Siwik C, et al：Digital health and telehealth in cancer care: a scoping re-

view of reviews. Lancet Digi Health **5**：e316-e327, 2023

8）Narvaez RA, Canaria A, Nifras SR, et al：The role of telehealth on quality of life of palliative care patients during the COVID-19 pandemic: an integrative review. Int J Palliat Nurs **28**：583-589, 2022

9）Xu X, Ho MH, Lin CC：Telehealth in palliative care during the COVID-19 pandemic: A systematic mixed studies review. Worldviews Evid Based Nurs **20**：476-491, 2023

10）Lieneck C, Betancourt J, Daemen C, et al：Provision of Palliative Care during the COVID-19 Pandemic: A Systematic Review of Ambulatory Care Organizations in the United States. Medicina （Kaunas.）**57**：1123, 2021

11）Gesell D, Lehmann E, Gauder S, et al：National and international non-therapeutic recommendations for adult palliative and end-of-life care in times of pandemics: A scoping review. Palliat Support Care **20**：854-866, 2022

12）Rohilla KK, Kalyani CV, Gupta S, et al：Quality of Life of People with Cancer in the Era of the COVID-19 Pandemic in India: A Systematic Review. Clinical practice and epidemiology in mental health **17**：280-286, 2021

13）Siavashpour Z, Goharpey N, Mobasheri M：Radiotherapy based management during Covid-19 pandemic - A systematic review of presented consensus and guidelines. Crit Rev Oncol Hematol **164**：103402, 2021

第 II 部

統計と解説

1. データでみる日本の緩和ケアの現状

伊藤里美[*1]，佐藤桃香[*1]，平山英幸[*1]，余谷暢之[*2]，宮下光令[*1]

([*1]東北大学大学院医学系研究科保健学専攻緩和ケア看護学分野，

[*2]国立成育医療研究センター)

本稿では日本の緩和ケアの現状を，特に専門的緩和ケアを中心にデータから概観する。都道府県別のデータに関してはすべてのデータを最後に掲載した。なお，都道府県別の集計は人口10万人対で統一した。都道府県の65歳以上の高齢者人口，医師数，看護師数などを分母にした割合の算出のほうが理論的に望ましいケースもあるが，都道府県の人口とのピアソンの相関係数は65歳以上の高齢者人口（r=0.996），がん死亡数（r=0.992），医師数（r=0.959），看護師数（r=0.952）と高く，どれを分母にして計算してもほとんど同様の傾向になると考えられる（2014年度の数値で計算した結果）。これらの都道府県別の数値は最後に表中に記載した。なお，本稿の図表の個別

の数値に関する質問があれば著者まで連絡をいただきたい。

緩和ケア病棟

わが国の緩和ケア病棟は，1990年に診療報酬に緩和ケア病棟入院料が新設されたことにより制度化された。図1に緩和ケア病棟数，病床数の推移を示す。診療報酬の増加とともに緩和ケア病棟数，病床数ともに増加し，1990年に5病棟（120床）だった緩和ケア病棟は2023年には465病棟（9,550床）となった。

日本ホスピス緩和ケア協会会員の緩和ケア病棟で死亡したがん患者の割合は2022年時点で

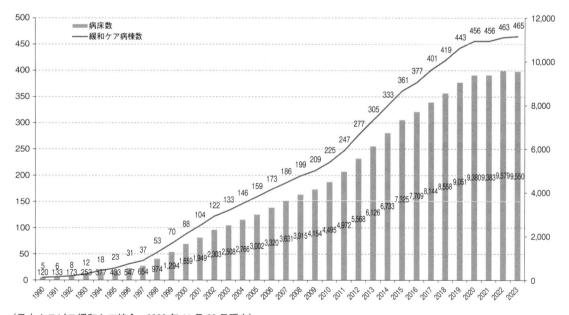

（日本ホスピス緩和ケア協会，2023年11月20日現在）

図1 緩和ケア病棟数・病床数

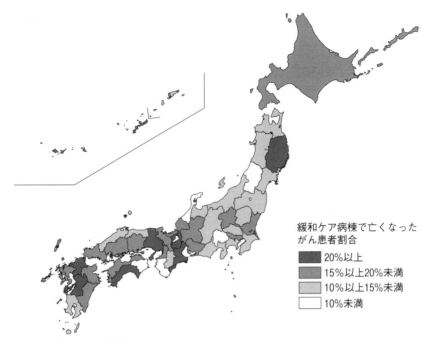

緩和ケア病棟で亡くなった
がん患者割合
　■ 20%以上
　■ 15%以上20%未満
　■ 10%以上15%未満
　□ 10%未満

（日本ホスピス緩和ケア協会，2022年度）
※日本ホスピス緩和ケア協会正会員386施設のうち76施設未回答，12施設公開不承諾，4施設一部未回答のため，実際の数とは異なる

図2　緩和ケア病棟で死亡したがん患者の割合（都道府県別）

11.3％であった。**図2**に都道府県別の日本ホスピス緩和ケア協会会員の緩和ケア病棟で亡くなったがん患者の割合を示す。緩和ケア病棟の死亡割合には地域差がみられ，高い都道府県は福岡県28.2％，高知県21.4％，熊本県21.3％，一方で低い都道府県は山形県1.9％，和歌山県2.1％，山梨県3.7％であった。ただし，2022年度の都道府県別死亡者割合は日本ホスピス緩和ケア協会による施設概要調査の回収率が低く（79.2％），都道府県によっては著しい過小評価になっている可能性がある。

なお，本データは日本ホスピス緩和ケア協会会員施設に限ったものであり，日本ホスピス緩和ケア協会の入会率および施設概要調査の回収率を勘案すると，2022年のわが国のがん患者の緩和ケア病棟における死亡割合は16.5％と推計された（詳細は**図9**：死亡場所の推移（がん）を参照）。

2023年4月における日本ホスピス緩和ケア協会会員施設の緩和ケア病棟の利用状況を**表1**に示す。院内独立型が13.3％，院内病棟型が84.0％であり，完全独立型は2.4％（7施設）であった。

稼動病床数は平均20.3床であった。

日本ホスピス緩和ケア協会会員施設の緩和ケア病棟の入退院状況の推移を**表2**，**図3**に示す。緩和ケア病棟入院料は2012年4月に大幅に改訂があったため，2011年度の数値と比較して検討する。入院患者数は2022年度で平均193.1名，200名以上の施設が40.3％であり2011年度と比較して21.3％増加した。退院患者のうち死亡退院が占める割合は2022年度では平均76.4％であり2011年度より9.7％減少した。平均在院日数は2022年度では平均28.4日で2021年度より微増しており，平均在院日数が30日未満の施設の割合は67.1％で，2011年度に比べて43.1％増加した。平均病床利用率は平均68.1％であり，2011年度まで増加傾向にあった病床利用率は2011年度から12.1％減少した。なお，これらの数値も2022年度の日本ホスピス緩和ケア協会施設概要調査の回収率が低かったため実際と異なる可能性がある。

表1　日本ホスピス緩和ケア協会会員施設の緩和ケア病棟の状況

		N	%			N	%
病棟形式	院内独立型	39	13.3%		0人	197	67.0%
	院内病棟型	258	84.0%		1人	85	28.9%
	院内独立型＋院内病棟型	1	0.3%		2人以上	12	4.1%
				緩和医療認定医（人）	平均±標準偏差	0.7 ± 0.8	
	完全独立型	7	2.4%		0人	134	45.6%
緩和ケア病棟入院料の算定状況	緩和ケア病棟入院料1算定施設	170	57.8%		1人	122	41.5%
					2人以上	38	12.9%
	緩和ケア病棟入院料2算定施設	123	41.8%	がん看護専門看護師（人）	平均±標準偏差	0.2 ± 0.4	
					0人	248	84.4%
	入院料1＋入院料2算定施設	1	0.3%		1人	39	13.3%
認可病床数	平均±標準偏差	21.3 ± 8.3			2人以上	7	2.4%
	0床	1	0.3%	緩和ケア認定看護師（人）	平均±標準偏差	1.0 ± 0.8	
	1-14床	42	14.3%		0人	81	27.6%
	15-29床	221	75.2%		1人	142	48.3%
	30床以上	30	10.2%		2人以上	70	23.8%
稼働病床数	平均±標準偏差	20.3 ± 7.9		がん性疼痛看護認定看護師（人）	平均±標準偏差	0.2 ± 0.5	
	0床	3	1.0%		0人	242	82.3%
	1-14床	52	17.7%		1人	43	14.6%
	15-29床	212	72.1%		2人以上	8	2.7%
	30床以上	27	9.2%	ELNEC-J 指導者数（人）	平均±標準偏差	0.8 ± 0.9	
個室数	平均±標準偏差	17.5 ± 6.7			0人	129	43.9%
	0室	1	0.3%		1人	105	35.7%
	1-9室	25	8.5%		2人以上	57	19.4%
	10−19室	142	48.3%	ELNEC-J 受講割合（%）	平均±標準偏差	45.1 ± 27.1	
	20室以上	126	42.9%		25%未満	77	26.2%
無料個室数	平均±標準偏差	9.9 ± 6.4			25%以上50%未満	83	28.2%
	0-9室	132	44.9%		50%以上75%以上	80	27.2%
	10−19室	141	48.0%		75%以上	44	15.0%
	20室以上	21	7.1%	ELNEC-J 受講修了者数（人）	平均±標準偏差	8.7 ± 6.5	
家族室数	平均±標準偏差	1.6 ± 0.7			0人	18	6.1%
	0室	2	0.7%		1 〜 3人	51	17.3%
	1室	141	48.0%		4人以上	222	75.5%
	2室	130	44.2%	宗教者数（人）	平均±標準偏差	0.3 ± 0.8	
	3室以上	21	7.1%		0人	250	85.0%
緩和ケア病棟入院料算定開始後年数	平均±標準偏差	13.9 ± 8.3			1人	32	10.9%
	0 〜 4年	43	14.6%		2人以上	9	3.1%
	5 〜 9年	62	21.1%	精神科医師のコンサルテーション	可能	197	67.0%
	10年以上	181	61.6%	心理職のコンサルテーション	可能	166	56.5%
病床あたり面積（㎡/床）	平均±標準偏差	15.2 ± 6.2		専門的な口腔ケア	可能	247	84.0%
	5−9㎡/床	41	13.9%	専門的リハビリテーション	可能	261	88.8%
	10−14㎡/床	121	41.2%	がん薬物療法（注射薬）	可能	19	6.5%
	15㎡/床以上	130	44.2%	がん薬物療法（経口薬）	可能	51	17.3%
外来機能	あり	282	95.9%	がん薬物療法（ホルモン療法）	可能	86	29.3%
	なし	12	4.1%				
病院の総病床数	平均±標準偏差	324.5 ± 225.2		放射線治療	可能	125	42.5%
	〜 99床	33	11.2%	CVポート埋め込み	可能	210	71.4%
	100 〜 499床	201	68.4%	専門的疼痛治療（神経ブロックなど）	可能	173	58.8%
	500床以上	59	20.1%				
院内の緩和ケアチーム	あり	178	60.5%	多職種カンファレンスの開催頻度	0回	3	1.0%
	なし	116	39.5%		1 〜 2回	170	57.8%
病院・併設施設からの在宅診療	あり	105	35.7%		3回以上	121	41.2%
	なし	189	64.3%				
病院・併設施設からの訪問看護	あり	166	56.5%				
	なし	128	43.5%				
緩和医療専門医（人）	平均±標準偏差	0.4 ± 0.6					

N＝294　（日本ホスピス緩和ケア協会，2022 年度）

※日本ホスピス緩和ケア協会正会員 386 施設のうち 76 施設未回答，12 施設公開不承諾，4 施設一部未回答のため，実際の数とは異なる

62

表2　日本ホスピス緩和ケア協会会員施設の緩和ケア病棟の入退院の状況

年度	施設数	入院患者数					死亡患者数					死亡患者割合					平均在院日数					平均病床利用率				
		平均	SD	0~99名の割合(%)	100~199名の割合(%)	200名以上の割合(%)	平均	SD	0~99名の割合(%)	100~199名の割合(%)	200名以上の割合(%)	平均	SD	75%未満の割合(%)	75%以上90%未満の割合(%)	90%以上の割合(%)	平均	SD	30日未満の割合(%)	30日以上60日未満の割合(%)	60日以上の割合(%)	平均	SD	75%未満の割合(%)	75%以上90%未満の割合(%)	90%以上の割合(%)
2000	86	112.3	56	49	44	7	91.1	46	57	41	2	83.7	10	20	48	33	46.7	14	8	72	20	75.1	14	42	45	13
2001	100	112.2	57	47	47	6	92.3	47	58	40	2	84.3	14	14	46	40	47.1	15	8	76	16	75.1	15	42	41	17
2002	117	123.5	56	35	57	8	96.4	45	55	42	3	83.4	11	21	44	36	46.6	22	15	67	18	75.3	15	42	42	16
2003	131	125.8	64	34	56	10	102.9	52	47	50	4	85	12	13	76	11	44.5	11	13	76	11	76	15	39	46	15
2004	144	127.7	63	35	55	10	106.7	50	47	50	4	87.2	10	11	44	45	45.9	19	11	74	15	78.3	12	39	46	19
2005	159	135.1	67	32	56	12	109.5	52	44	53	3	85.9	13	11	46	43	44.0	19	11	79	10	79.3	11	33	47	20
2006	170	134.8	64	29	59	12	113.8	54	41	56	3	87.1	10	9	44	47	43.0	15.0	11	75	10	78.8	13.0	30	48	22
2007	186	138.4	71	29	56	15	119.3	58	38	55	7	87.1	9.5	11	44	44	42.4	15.4	11	74	10	79.2	12	43	43	20
2008	193	145.5	74	28	56	17	124	54	35	59	7	87.3	8.5	9	48	43	41.7	15.0	24	63	12	79.2	11	34	45	20
2009	200	149.0	73	26	57	18	127.2	57	35	57	8	87.3	11	11	41	48	41.8	15.2	23	67	10	80.2	12.0	32	44	24
2010	203	154.8	76	24	59	18	132	56	29	61	10	85.9	11	11	45	45	40.1	14.4	25	65	11	80.9	13.1	30	40	31
2011	225	160.0	79	21	60	19	132.9	55	31	59	10	86.1	11	11	45	44	39.5	15.2	24	69	6	80.2	12.0	30	46	25
2012	253	162.0	76	21	51	25	136.2	60	26	60	11	82.1	12.0	16	42	39	36.5	13.9	31	58	7	78.3	13	34	41	23
2013	261	172.2	80	17	55	28	143.1	61	27	58	15	85	11.8	17	40	43	34.7	14.2	41	52	7	75.6	13	34	41	25
2014	288	175.8	83	16	54	28	144.4	56	27	58	15	84.3	11	19	44	37	33.3	12.0	46	51	3	75.8	14	45	36	19
2015	306	180.9	80	16	52	32	149.4	62	24	59	16	84.3	11	17	46	38	32.9	11.9	46	51	3	74.8	14.4	47	38	15
2016	320	186.8	82	11	54	35	153.4	64	19	63	18	83.9	11	16	51	33	32.2	11.4	52	46	2	72.3	13.6	45	42	14
2017	320	187.2	83.1	11.3	50.3	38.4	154.0	63.5	17.8	63.8	18.4	83.1	10.9	20.0	50.0	30.0	32.1	11.7	51.3	45.9	2.8	75.7	13.4	44.4	41.3	14.4
2018	355	200.1	90.3	6.6	52.9	40.5	156.6	67.6	16.3	62.8	20.8	79.9	12.1	26.6	45.9	27.5	29.6	11.5	60.9	35.2	3.9	73.9	13.7	44.5	40.0	15.5
2019	368	209.0	95.0	5.7	47.2	47.2	159.3	67.0	15.2	61.9	22.9	78.7	12.7	32.8	43.6	23.6	28.5	11.3	63.3	35.1	1.6	73.4	13.5	47.3	41.2	11.5
2020	374	199.9	95.5	10.4	48.5	41.1	150.7	69.7	22.7	58.6	18.8	76.0	13.0	46.3	12.9	40.8	27.1	10.2	66.7	32.4	0.6	68.9	16.0	61.7	31.2	7.1
2021	385	197.1	96.4	11.8	45.4	42.8	146.4	70.4	22.0	61.0	16.9	76.2	13.8	43.8	39.6	16.6	27.9	12.2	67.6	30.1	2.2	69.5	16.5	60.9	30.4	8.7
2022	386	193.1	97.9	12.4	47.3	40.3	141.6	69.1	27.5	55.0	17.4	76.4	14.8	40.3	42.3	17.4	28.4	14.4	67.1	29.8	3.1	68.1	15.5	64.4	30.1	5.5

（日本ホスピス緩和ケア協会，2022 年度）

※ 2022 年度は日本ホスピス緩和ケア協会正会員 386 施設のうち 76 施設未回答，12 施設公開不承諾，4 施設一部未回答のため，実際の数とは異なる

緩和ケアチーム

わが国の緩和ケアチームは，2002 年に診療報酬に緩和ケア診療加算が新設されたことにより制度化された。図4に緩和ケア診療加算の算定施設数の推移を示す。算定施設は 2022 年から 2023 年で9施設増加し，2023 年6月時点で 541 施設になった。

緩和ケアチームは，日本緩和医療学会に登録制度がある。2023 年の日本緩和医療学会の緩和ケアチーム登録データの概要を表3に示す。本登録は比較的活発に活動している施設が多く，偏りがある可能性があることに注意する必要がある。登録されたチーム数は，全国で 532 施設であった。内訳は，都道府県がん診療連携拠点病院が 9．%，地域がん診療連携拠点病院が 56.1%，上記以外（都道府県独自指定または指定なし）の病院が 31.0%だった。緩和ケアチームへの依頼件数は総数で 106,653 件であり，平均 200.5 件であった（都道府県拠点病院 404.1，地域がん診療連携拠点病院が 215.6，上記以外の病院が 111.3）。緩和ケアチームのメンバーに専従の身体担当の医師のみがいる割合が 36.7%，精神担当のみが 3.8%であった。専従看護師がいる割合は 65.4%であり，専従または専任の薬剤師がいる割合は 39.7%だった。活動状況は週5日以上の活動が 79.0%であり，がん患者の依頼状況は診断から初期治療前が 11.1%，がん治療中が 47.3%，積極的がん治療終了後が 41.5%であった。

日本緩和医療学会の緩和ケアチーム登録の年次推移を表4に示す。2010 年から 2022 年までの変化をみると依頼内容は疼痛が 6.9%減少し，疼痛

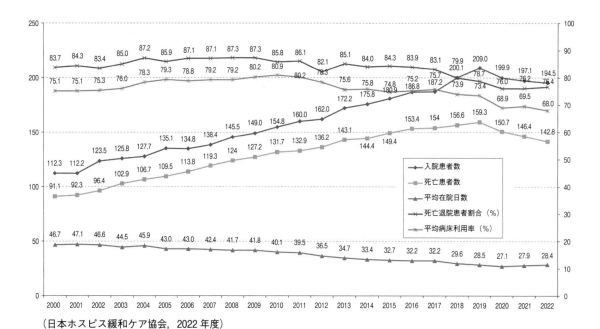

（日本ホスピス緩和ケア協会，2022 年度）

※ 2022 年度は日本ホスピス緩和ケア協会正会員 386 施設のうち 76 施設未回答，12 施設公開不承諾，4 施設一部未回答のため，実際の数とは異なる

図 3　日本ホスピス緩和ケア協会会員施設の緩和ケア病棟の入退院の状況の推移

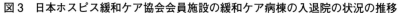

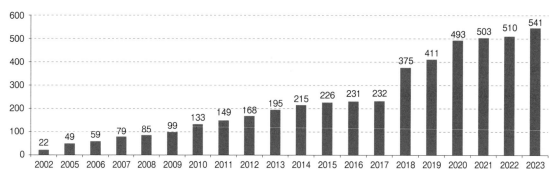

（日本ホスピス緩和ケア協会，2023 年 6 月 15 日現在）

図 4　緩和ケア診療加算の算定施設数の推移

以外の身体症状が 4.3％増加した。依頼時の PS は経時的にあまり変化はなく，転帰は死亡退院が減少する傾向にあり，2022 年は 2010 年と比較して退院が 20.4％増加した。

　また，がん診療連携拠点病院のすべてに緩和ケアチームが設置されており，拠点病院の統計からもその概要を知ることができる（後述「がん診療連携拠点病院」の項を参照）。

　緩和ケアチームに関しては政府統計である医療施設調査の統計もあり，その結果を表 5 に示す。

2011 年の医療施設調査では 861 施設が緩和ケアチームありと回答したが，2020 年調査では 1123 施設に増加した（それぞれ一般病院数の 11.4％，15.6％）。また，2011 年 9 月に緩和ケアチームが診察した患者数は全国で 23,374 人であり，新規依頼患者数は 5,191 人であったが，2020 年 9 月ではそれぞれ 34,621 人，9,795 人に増加した。なお，拠点病院の現況報告に基づく拠点病院の緩和ケアチームの状況は，後述「がん診療連携拠点病院」の項に記載する。

表3　緩和ケアチーム登録データの概要

	全体	拠点病院の種別			病床数		
		都道府県	地域	指定なし	500床以上	200〜499床	0〜199床
登録数（N）	532	52	309	171	252	250	30
登録数（%）	100	9.4	56.0	31.0	47.4	47.0	5.6
年間がん患者退院数	1,532,213	344,154	968,684	219,375	1,044,269	472,508	15,436
依頼区分が「がん」	99,826	20,173	62,346	17,307	63,056	34,948	1,822
割合	6.5%	5.9%	6.4%	7.9%	6.0%	7.4%	11.8%
緩和ケア外来の有無							
あり	476	52	301	123	243	215	18
「あり」の割合	89.5%	100.0%	97.4%	71.9%	96.4%	86.0%	60.0%
外来緩和ケア管理料の算定有無							
あり	262	35	171	56	172	83	7
「あり」の割合	49.2%	67.3%	55.3%	32.7%	68.3%	33.2%	23.3%
緩和ケア病棟の有無							
あり	166	21	96	49	77	77	12
「あり」の割合	31.2%	40.4%	31.1%	28.7%	30.6%	30.8%	40.0%
緩和ケア診療加算							
あり	379	48	235	96	231	139	9
「あり」の割合	71.2%	92.3%	76.1%	56.1%	91.7%	55.6%	30.0%
［医師］							
身体担当医の専従および精神担当医の専従がいる施設・いない施設							
両方いる	22	12	10	0	14	8	0
身体担当医のみ	195	26	129	40	135	56	4
精神担当医のみ	20	1	14	5	7	11	2
両方いない	295	13	156	126	96	175	24
両方いる	4.1%	23.1%	3.2%	0.0%	5.6%	3.2%	0.0%
身体担当医のみ	36.7%	50.0%	41.7%	23.4%	53.6%	22.4%	13.3%
精神担当医のみ	3.8%	1.9%	4.5%	2.9%	2.8%	4.4%	6.7%
両方いない	55.5%	25.0%	50.5%	73.7%	38.1%	70.0%	80.0%
［看護師］							
専従がいる施設・いない施設							
いる	348	46	235	67	208	135	5
「いる」の割合	65.4%	88.5%	76.1%	39.2%	82.5%	54.0%	16.7%
専門看護師または認定看護師がいる施設							
いる	519	52	309	158	251	244	24
「いる」の割合	97.6%	100.0%	100.0%	92.4%	99.6%	97.6%	80.0%
［薬剤師］							
専従または専任がいる施設・いない施設							
いる	211	32	136	43	146	61	4
「いる」の割合	39.7%	61.5%	44.0%	25.1%	57.9%	24.4%	13.3%
［MSW］							
専従，専任，兼任のいずれかがいる施設・いない施設							
いる	435	43	269	123	212	197	26
「いる」の割合	81.8%	82.7%	87.1%	71.9%	84.1%	78.8%	86.7%
［臨床心理士］							
専従・専任・兼任のいずれかがいる施設・いない施設							
いる	317	31	214	72	171	138	8
「いる」の割合	59.6%	59.6%	69.3%	42.1%	67.9%	55.2%	26.7%
［リハビリ］							
専従・専任・兼任のいずれかがいる施設・いない施設							
いる	398	31	238	129	178	194	26
「いる」の割合	74.8%	59.6%	77.0%	75.4%	70.6%	77.6%	86.7%
［栄養士］							
専従・専任・兼任のいずれかがいる施設・いない施設							
いる	479	48	280	151	227	225	27
「いる」の割合	90.0%	92.3%	90.6%	88.3%	90.1%	90.0%	90.0%
［歯科医］							
専従・専任・兼任のいずれかがいる施設・いない施設							
いる	78	16	50	12	51	26	1
「いる」の割合	14.7%	30.8%	16.2%	7.0%	20.2%	10.4%	3.3%

表3　日本緩和医療学会緩和ケアチーム登録データの概要（つづき）

	全体	拠点病院の種別			病床数		
		都道府県	地域	指定なし	500床以上	200〜499床	0〜199床
[歯科衛生士]							
専従・専任・兼任のいずれかがいる施設・いない施設							
いる	74	12	45	16	45	26	2
「いる」の割合	2.3%	86.5%	5.2%	9.4%	17.9%	10.4%	6.7%
年間平均依頼件数（がん診療連携拠点病院の指定別）							
	全体	都道府県	地域	指定なし	500床以上	200-499	200床未満
指定別依頼件数合計	106,653	21,011	66,617	19,025	67,585	37,010	2,058
年間平均依頼件数	200.5	404.1	215.6	111.3	268.2	148	68.6
中央値	142.5	338.0	170.0	85.0	217.0	100.5	34.5

	全体	都道府県	地域	指定なし	病院以外
活動について2：緩和ケアチームのいずれかのメンバーが，患者を直接診療する活動を行っている日数					
週1日未満	2.0%	0.0%	0.6%	4.7%	0.0%
週1〜2日	10.8%	0.0%	5.2%	22.2%	0.0%
週3〜4日	4.3%	0.0%	3.2%	7.0%	0.0%
週5〜6日	79.0%	90.4%	87.4%	63.2%	0.0%
週7日	3.9%	9.6%	3.6%	2.9%	0.0%
割合合計	100.0%	100%	100%	100%	0%
がん診療連携拠点病院の指定別による依頼の時期（がん患者のみ）					
診断から初期治療前	11.1%	12.8%	11.0%	10.9%	0.0%
がん治療中	47.3%	60.2%	49.2%	41.1%	0.0%
積極的がん治療終了後	41.5%	27.0%	39.8%	47.9%	0.0%
割合合計	100.0%	100.0%	100.0%	100.0%	0.0%

（日本緩和医療学会，2023年度緩和ケアチーム登録（2022年度チーム活動），2023年9月5日）

※「都道府県」は「国指定都道府県がん診療連携拠点病院」

※「地域」は「地域がん診療連携拠点病院」351施設，「地域がん診療病院」46施設，「特定領域がん診療連携拠点病院」1施設の合計

緩和ケア外来

　緩和ケア外来について，日本緩和医療学会緩和ケアチーム登録に基づく統計を図5，6に示す。この統計では，都道府県拠点病院の100％，地域拠点病院の97.4％で緩和ケア外来が設置されていた。外来緩和ケア管理料を算定しているのは，都道府県拠点病院の67.3％，地域拠点病院の55.3％であった。なお，拠点病院の現況報告に基づく拠点病院の緩和ケア外来の状況は次項「がん診療連携拠点病院」に記載する。

がん診療連携拠点病院

　がん診療連携拠点病院は，2002年から指定が開始された（当時は地域がん診療拠点病院）。図7にがん診療連携拠点病院数の推移を示す。2023年では都道府県がん診療連携拠点病院として51病院，地域がん診療連携拠点病院として357病院，特定領域がん診療連携拠点病院として1病院，地域がん診療病院として47病院，合計456病院が指定されている。

　がん診療連携拠点病院現況報告（2021年度）の集計結果を表6，7に示す。緩和医療専門医（常勤）の人数は，平均±標準偏差で0.3±0.6人だった。がん看護専門看護師（常勤）の人数は1.2±1.7人だった。緩和ケア認定看護師（常勤）の人数は1.8±1.3人，がん性疼痛看護認定看護師（常勤）の人数は0.7±0.9人だった。年間入院がん患者延べ数の平均は2,736人で，年間入院患者延べ数に占めるがん患者の割合は，平均で23.7％だった。年間外来がん患者延べ数は，平均で64,930人だった。また，年間院内死亡がん患者数は，平均で178人だった。

在宅緩和ケア

　全死因，がんの死亡場所の推移を図8，9に示す。

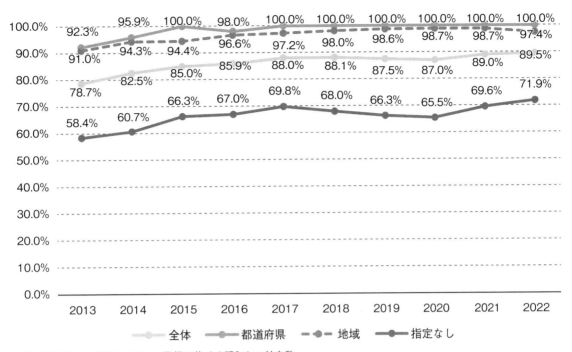

※緩和医療学会　緩和ケアチーム登録に基づく緩和ケア外来数
※「都道府県」は「都道府県がん診療連携拠点病院」
※「地域」は「地域がん診療連携拠点病院」354施設，「地域がん診療病院」45施設，「特定領域がん診療連携拠点病院」1
　施設の合計
（日本緩和医療学会，2023年度緩和ケアチーム登録（2022年度チーム活動），2023年9月5日）

図5　緩和ケア外来を有する施設割合

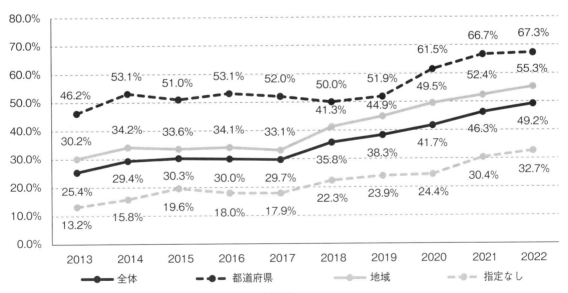

※緩和医療学会　緩和ケアチーム登録に基づく緩和ケア外来数
※「都道府県」は「国指定都道府県がん診療連携拠点病院」
※「地域」は「地域がん診療連携拠点病院」354施設，「地域がん診療病院」45施設，「特定領域がん診療連携拠点病院」1
　施設の合計
（日本緩和医療学会，2023年度緩和ケアチーム登録（2022年度チーム活動），2023年9月5日）

図6　外来緩和ケア管理料の算定がある施設割合

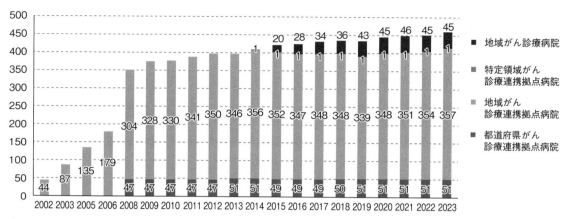

（厚生労働省，人口動態統計，2023 年 4 月 1 日現在）

図7　がん診療連携病院数の推移

2022 年の全死因の自宅死亡の割合は 17.4％であり，がんでは 22.1％であった。COVID-19 流行の影響と考えられるが，全死因の自宅死亡の割合は 2019 年から 2022 年までの 3 年間で 3.6 ポイント上昇し，がんではこの 3 年間に 9.8 ポイント増加した。この，がんの 3 年間の増加量は 2019 年から 2021 年にかけて大幅に増加し，2022 年もそれが維持された。また，緩和ケア病棟の死亡者数は昨年まで日本ホスピス緩和ケア協会加盟施設による死亡者数の実数を全国の緩和ケア病棟の死亡者数としていたが，今回より日本ホスピス緩和ケア協会の加盟率と調査の回収率から全国の緩和ケア病棟の死亡者数の推計した値を掲載している。また，過去の緩和ケア病棟の死亡割合も同様に推計値とした。全死因，がんの都道府県別の自宅死亡割合を図10，11 に示す。全死因に関して，自宅死亡割合が高い都道府県は東京都 24.3％，神奈川県 22.2％，大阪府 21.4％であり，一方で，低い都道府県は秋田県 10.3％，新潟県 11.0％，宮崎県 11.2％，であった。がんに関して，自宅死亡割合が高い都道府県は東京都 31.7％，神奈川県 30.6％，岐阜県 28.6％であり，一方で，低い都道府県は秋田県 7.1％，新潟県 8.3％，岩手県 9.1％であった。

15 歳未満の全死因及びがんの死亡場所の推移を図12，13 に記す。2022 年の全死因の自宅死亡の割合は 13.5％，がんは 31.7％であった。前年度と比較して，全死因で 1.2 ポイント，がんにおい

て 7.8 ポイント在宅死亡率は低下しているが，2020 年度の水準とほぼ同程度で推移している。2021 年度以降は COVID-19 の流行などの影響を受けている可能性があり，今後の動向を見守る必要がある。

在宅療養支援診療所数と緩和ケア充実診療所数の推移を図14 に示す。2012 年度より在宅療養診療所が従来型在宅療養支援診療所，連携強化型在宅療養支援診療所，強化型在宅療養支援診療所の 3 区分に変更になった。また，2016 年に緩和ケア充実診療所が制定された。2022 年度では，従来型在宅療養支援診療所は 11,390 件，連携強化型在宅療養支援診療所は 3,630 件，強化型在宅療養支援診療所は 244 件であり，すべてを合計すると 15,264 件であった。うち，緩和ケア充実診療所数は 1,174 件であった。また，緩和ケア充実診療所の都道府県別数を図15 に示す。2022 年 11 月現在，人口 10 万人対の数では神奈川県 1.72，東京都 1.42，石川県 1.24 で多かった。

2020 年の人口 10 万人対の在宅療養支援診療所数を図16 に示す。人口 10 万人当たりの在宅療養支援診療所数は全国平均が 11.8 であり，多い都道府県は長崎県 21.4，大阪府 20.5，徳島県 20.3，少ない都道府県は高知県 5.5，岩手県 5.8，北海道 5.8 であった。

一般診療所における在宅看取りの実施数と施設数（各年 9 月 1 ヵ月分）の推移を図17 に示す。一般診療所は在宅療養支援診療所の届け出をして

表4　日本緩和医療学会の緩和ケアチーム登録の年次推移

a.　依頼件数の推移（中央値）

年度	全体	都道府県	地域	都道府県独自	指定なし
2010	89	135.0	107.0	70.0	36.0
2011	81	155.0	92.0	55.0	39.0
2012	90	178.0	108.0	63.0	47.5
2013	95	177.0	118.0	77.5	54.0
2014	106	221.0	128.0	78.0	53.0
2015	113	250.0	133.5		74.0
2016	122	279.0	140.0		71.5
2017	125	302.0	139.0		81.0
2018	137	303.0	159.0		85.0
2019	144.5	245.5	171.0		82.5
2020	141.5	254.0	169.0		86.0
2021	142	325.0	172.0		97.0
2022	142.5	338.0	170.0		85.0

※ 2014 年度登録までは，拠点病院の指定を「都道府県」，「地域」，「都道府県独自」，「指定なし」で区分
※ 2015 年度登録からは「都道府県」「地域」「指定なし」で区分

b.　依頼時の依頼内容（述べ件数）［がん患者のみ　年次別］（%）

	2010	2011	2012	2013	2014	2015	2016	2017	2018	2019	2020	2021	2022年
疼痛	39.3	36.9	35.4	34.9	34.7	34.3	33.5	32.5	33.0	32.9	33.1	33.0	32.4
疼痛以外の身体症状	21.5	23.5	24.5	25.2	25.4	24.3	25.7	25.5	25.5	26.0	25.7	25.4	25.8
精神症状	20.3	19.8	19.3	19.6	19.6	20.0	19.8	20.7	20.5	19.8	20.9	21.1	21.5
家族ケア	5.5	6.6	6.9	6.8	6.5	6.8	7.3	7.0	7.1	7.1	6.1	5.4	5.3
倫理的問題	1.5	1.2	1.2	1.5	1.1	1.0	1.8	2.1	2.7	4.1	2.9	3.2	3.4
地域との連携・退院支援	8.0	6.6	6.8	7.1	6.7	6.6	6.5	6.2	6.3	6.9	7.0	7.3	7.1
その他	3.8	5.3	5.9	5.0	6.0	7.0	5.5	6.0	4.9	3.2	4.4	4.8	4.5

c.　PS 値（依頼時）［がん患者のみ　年次別］の割合（%）

	2010	2011	2012	2013	2014	2015	2016	2017	2018	2019	2020	2021	2022
PS 0	6.6	5.6	5.1	5.5	5.9	6.2	5.7	6.7	6.6	6.2	6.4	7.2	7.6
PS 1	17.0	16.1	17.4	17.1	17.1	19.4	19.0	20.3	20.2	19.9	21.4	21.5	21.7
PS 2	24.1	23.2	22.3	23.0	22.7	22.8	22.1	20.2	22.5	22.8	22.5	22.9	22.7
PS 3	30.1	30.2	29.7	30.1	30.6	30.1	29.9	29.8	29.8	29.6	28.9	28.0	27.6
PS 4	22.1	25.0	25.4	24.3	23.6	21.6	23.3	23.0	21.0	21.4	20.8	20.4	20.5

d.　転帰［がん患者のみ　年次別］の割合（%）

	2010	2011	2012	2013	2014	2015	2016	2017	2018	2019	2020	2021	2022
介入終了（生存）	15.4	7.9	9.0	7.8	8.3	8.2	7.8	8.1	8.9	8.1	6.7	6.9	12.1
緩和ケア病棟転院	9.2	9.4	10.8	11.0	11.9	12.2	12.7	13.0	13.7	13.9	12.9	11.9	7.5
その他の転院	7.1	6.8	6.9	6.7	7.2	7.0	7.1	6.8	7.2	7.5	6.9	6.5	4.1
退院	35.4	33.7	34.5	36.1	36.4	38.1	39.1	40.7	39.8	41.2	47.7	50.0	55.8
死亡退院	32.9	35.8	33.0	32.8	29.9	28.8	27.5	25.8	24.8	24.1	20.9	20.0	13.6
介入継続中	0.0	6.5	5.9	5.7	6.3	5.7	5.8	5.6	5.6	5.2	4.8	4.8	6.9

（日本緩和医療学会，2022 年度緩和ケアチーム登録（2022 年度チーム活動），2023 年 9 月 5 日）

いない診療所である。2020年の在宅看取り実施件数は13,429件であり，実施施設数は5,335施設であった。人口10万人あたりの一般診療所における在宅看取り実施施設数を図18に示す。島根県で最も多く8.4，次いで和歌山県で7.9，岐阜県で7.0であった。一方で少ない都道府県は，沖縄県2.00，宮城県2.50，北海道2.52であった。人口10万人あたりの一般診療所における在宅看取り実施件数を図19に示す。多い都道府県は岐阜県17.5，神奈川県14.9，山形県14.1であった。一方で，少ない都道府県は沖縄県5.46，高知県5.53，熊本県6.56であった。

在宅療養支援病院数の推移を図20に示す。2012年度より在宅療養支援病院が従来型在宅療養支援病院，連携強化型在宅療養支援病院，強化型在宅療養支援病院の3区分に変更になった。2022年度では，従来型在宅療養支援病院は973件，連携強化型在宅療養支援病院は454件，強化型在宅療養支援病院は267件であり，すべてを合計すると1,694件であった。

訪問看護ステーション24時間対応体制加算届出事業数の推移を図21に示す。2022年の届出事業数は13,237件であり増加傾向にある。都道府県の人口10万人対訪問看護ステーション24時間対応体制加算届出事業数を図20に示す。人口10万対届出事業所数が多かった都道府県は和歌山県17.6，大阪府17.0，福岡県14.4であり，少なかった都道府県は新潟県6.7，栃木県6.9，茨城県7.1であった。

教育・学会

がん対策推進基本計画に基づく「がん診療に携わる医師に対する緩和ケア研修会」の修了者数の推移を図23に示す。2023年3月31日までで修了者数の合計は，171,792人であった。また，2023年3月31日までの累計の都道府県別人口10万対緩和ケア研修会修了者数を図24に示す。人口10万対修了者数が多かった都道府県は島根県279.5，富山県243.6，和歌山県231.1であり，一方で，少なかった都道府県は埼玉県69.1，宮城県92.4，新潟県96.7であった。

日本緩和医療学会専門医数の推移を図25に，2022年4月1日現在の都道府県別専門医数を図26に示す。2022年4月1日現在の日本緩和医療学会専門医数は335名であり，最大が東京都の59名であった。専門医がいない都道府県は4県あった。

表5　医療施設調査による緩和ケアチーム数

年	一般病院総数	緩和ケアチームを有する一般病院数	%	緩和ケアチームが診察した患者数（9月の1カ月の数）	新規依頼患者数（9月の1カ月の数）
2011	7528	861	11.4%	23374	5191
2014	7426	992	13.4%	28042	7793
2017	7353	1086	14.8%	30028	7793
2020	7179	1123	15.6%	34621	9795

（厚生労働省，医療施設調査，2022年1月19日）

表6　がん診療連携拠点病院現況報告（全般事項）（2022年度）

がん拠点病院の状況（全般）N=451			
緩和医療専門医（常勤）	平均±標準偏差	0.3 ±	0.6
がん看護専門看護師（常勤）	平均±標準偏差	1.2 ±	1.7
がん性疼痛看護認定看護師（常勤）	平均±標準偏差	0.7 ±	0.9
緩和ケア認定看護師（常勤）	平均±標準偏差	1.8 ±	1.3
年間入院がん患者延べ数	平均±標準偏差	2736.5 ±	2680.1
年間入院患者延べ数に占めるがん患者の割合（%）	平均±標準偏差	23.7 ±	15.5
年間外来がん患者延べ数	平均±標準偏差	64930.1 ±	56001.8
年間院内死亡がん患者数	平均±標準偏差	178.0 ±	145.7

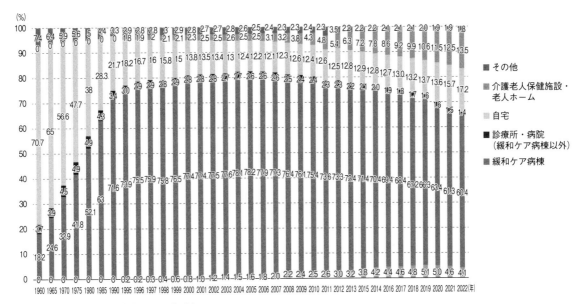

（厚生労働省，人口動態統計，2022 年度）

図 8　死亡場所の推移（全死因）

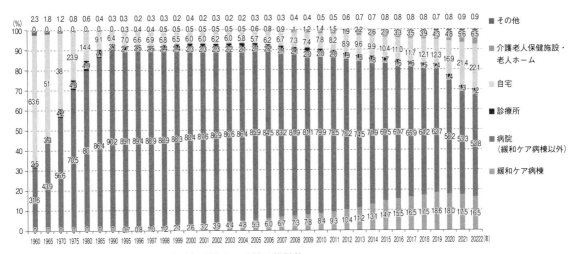

（厚生労働省，人口動態統計，2022 年度）緩和ケア病棟は推計値

図 9　死亡場所の推移（がん）

　日本看護協会によるがん看護専門看護師，がん性疼痛認定看護師，緩和ケア認定看護師数の推移を図 27 に示す。2020 年より，現行の認定看護師教育（A 過程）に特定行為研修を組み込んだ教育プログラム（B 課程）が開講した。2023 年 12 月 25 日現在，がん看護専門看護師 1,090 人，がん性疼痛認定看護師 7240 人，緩和ケア認定看護師（A 課程）2,461 人，緩和ケア認定看護師（B 課程）206 人であり，これらの合計は 4,481 人であった。都道府県別の人口 10 万人対がん看護専門看護師，がん性疼痛認定看護師，緩和ケア認定看護師数の合計を図 28 に示す。合計数が多い都道府県は山梨県 9.0 人，富山県 8.2 人，岩手県 6.0 人であり，少ない都道府県は埼玉県 2.1 人，茨城県 2.2 人，

表7　がん診療連携拠点病院現況報告（機能別）（2022 年度）

	全体（n＝409）	
	n	%
臨床倫理的，社会的な問題を解決するための，具体的な事例に則した，患者支援の充実や多職種間の連携強化を目的とした院内全体の多職種によるカンファレンスを月1回以上開催している	388	95%
院内の緩和ケアチーム，口腔ケアチーム，栄養サポートチーム，感染防止対策チーム等の専門チームへ，医師だけではなく，看護師や薬剤師等他の診療従事者からも介入依頼ができる体制を整備している	409	100%
全てのがん患者に対し入院，外来を問わず日常診療の定期的な確認項目に組み込むなど頻回に苦痛の把握に努め，必要な緩和ケアの提供を行っている	407	100%
がん患者の身体的苦痛や精神心理的苦痛，社会的な問題等の把握及びそれらに対する適切な対応を，診断時から一貫して経時的に行っている	408	100%
診断や治療方針の変更時には，ライフステージ，就学・就労，経済状況，家族との関係性等，がん患者とその家族にとって重要な問題について，患者の希望を踏まえて配慮や支援ができるよう努めている	409	100%
がん診療に携わる全ての診療従事者の対応能力を向上させることが必要であり，これを支援するために組織上明確に位置付けられた緩和ケアチームにより，以下を提供するよう体制を整備している	409	100%
定期的に病棟ラウンド及びカンファレンスを行い，依頼を受けていないがん患者も含めて苦痛の把握に努めるとともに，適切な症状緩和について協議し，必要に応じて主体的に助言や指導等を行っている	409	100%
緩和ケアチーム専従の看護師は，苦痛の把握の支援や専門的緩和ケアの提供に関する調整等，外来・病棟の看護業務を支援・強化する役割を担っている	409	100%
主治医及び看護師，公認心理師等と協働し，適切な支援を実施している	408	100%
患者が必要な緩和ケアを受けられるよう，緩和ケア外来の設置など外来において専門的な緩和ケアを提供できる体制を整備している	408	100%
自施設のがん患者に限らず，他施設でがん診療を受けている，または受けていた患者についても受入れを行っている	403	99%
緩和ケア外来等への患者紹介について，地域の医療機関に対して広報等を行っている	403	99%
医療用麻薬等の鎮痛薬の初回使用時や用量の増減時には，医師からの説明とともに薬剤師や看護師等により，外来・病棟を問わず医療用麻薬等を自己管理できるよう指導している	409	100%
指導の際には，自記式の服薬記録を整備活用している	408	100%
院内の診療従事者と緩和ケアチームとの連携を以下により確保している	409	100%
緩和ケアチームへ依頼する手順の明確化と周知，患者とその家族に緩和ケアに関する診療方針を提示している	409	100%
緩和ケアのリンクナースの配置	368	90%
患者や家族に対し，必要に応じて，アドバンス・ケア・プランニングを含めた意思決定支援を提供できる体制を整備している	409	100%
緩和ケアの提供がなされる旨を，院内の見やすい場所での掲示や入院時の資料配布，ホームページ上の公開等により，がん患者及び家族に対しわかりやすく情報提供を行っている	409	100%
かかりつけ医等の協力・連携を得て，主治医及び看護師が緩和ケアチームと共に，退院後の居宅における緩和ケアに関する療養上必要な説明及び指導を行っている	409	100%
疼痛緩和のための専門的な治療の提供体制等について，以下の通り確保している	404	99%
難治性疼痛に対する神経ブロック等について，自施設における麻酔科医等との連携等の対応方針を定めている	399	98%
施設で実施が困難なために，外部の医療機関と連携して実施する場合には，その詳細な連携体制を確認している	403	99%
自施設で実施が可能である	294	72%
連携する外部の医療機関に患者を紹介して実施している	224	55%
ホームページ等で，神経ブロック等の自施設における実施状況や連携医療機関名等，その実施体制について分かりやすく公表している	369	90%
緩和的放射線治療を患者に提供できる体制を整備している	409	100%
自施設の診療従事者に対し，緩和的放射線治療の院内での連携体制について周知していることに加え，連携する医療機関に対し，患者の受入れ等について周知している	407	100%
ホームページ等で，自施設におけるこれらの実施体制等について分かりやすく公表している	403	99%
全てのがん患者に対して苦痛の把握と適切な対応がなされるよう緩和ケアに係る診療や相談支援，患者からのＰＲＯ（患者報告アウトカム），医療用麻薬の処方量など，院内の緩和ケアに係る情報を把握し，検討・改善する場を設置している	404	99%

表7　がん診療連携拠点病院現況報告（機能別）（2022 年度）（つづき）

	全体（n＝409）	
	n	%
上記を踏まえて自施設において組織的な改善策を講じる等，緩和ケアの提供体制の改善に努めている	404	99%
緩和ケアの提供に関して，当該がん医療圏内の緩和ケア病棟や在宅緩和ケアが提供できる診療所等のマップやリストを作成する等，患者やその家族に対し常に地域の緩和ケア提供体制について情報提供できる体制を整備している	409	100%
高齢のがん患者や障害を持つがん患者について，患者や家族の意思決定支援の体制を整え，地域の医療機関との連携等を図り総合的に支援している	409	100%
介護施設に入居する高齢者ががんと診断された場合に，介護施設等と治療・緩和ケア・看取り等において連携する体制を整備している	408	100%
地域連携時には，がん疼痛等の症状が十分に緩和された状態での退院に努め，退院後も在宅診療の主治医等の相談に対応するなど，院内での緩和ケアに関する治療が在宅診療でも継続して実施できる体制を整備している	409	100%
退院支援に当たっては，主治医，緩和ケアチーム等の連携により療養場所等に関する意思決定支援を行うとともに，必要に応じて地域の在宅診療に携わる医師や訪問看護師等と退院前カンファレンスを実施している	409	100%
当該がん医療圏において，地域の医療機関や在宅療養支援診療所等の医療・介護従事者とがんに関する医療提供体制や社会的支援，緩和ケアについて情報を共有し，役割分担や支援等について検討する場を年1回以上設けている	401	98%
緩和ケアチームが地域の医療機関や在宅療養支援診療所等から定期的に連絡・相談を受ける体制を確保し，必要に応じて助言等を行っている	408	100%
当該施設で対応可能ながんについて，手術療法，放射線療法，薬物療法又は緩和ケアに携わる専門的な知識及び技能を有する医師によりセカンドオピニオンを提示する体制を整備し，患者にわかりやすく公表している	409	100%
緩和ケアチーム：身体症状の緩和に携わる専門的な知識および技能を有する専任または専従の医師	409	100%
緩和ケアチーム：身体症状の緩和に携わる専門的な知識および技能を有する専従の医師	241	59%
緩和ケアチーム：身体症状の緩和に携わる専門的な知識および技能を有する専任の医師	267	65%
緩和ケアチーム：精神症状の緩和に携わる専門的な知識および技能を有する専任または専従の医師	408	100%
緩和ケアチーム：精神症状の緩和に携わる専門的な知識および技能を有する専任の医師	295	72%
緩和ケアチーム：緩和ケアに携わる専門的な知識及び技能を有する専従の看護師	409	100%
緩和ケアチーム：専従の看護師はがん看護専門看護師，緩和ケア認定看護師，がん性疼痛看護認定看護師のいずれか	409	100%
緩和ケアチーム：緩和ケアに携わる専門的な知識及び技能を有する薬剤師	409	100%
緩和ケアチーム：緩和薬物療法に関する専門資格を有する薬剤師	241	59%
緩和ケアチーム：相談支援に携わる専門的な知識及び技能を有する者の配置	409	100%
緩和ケアチーム：相談支援に携わる者のうち，社会福祉士である者の配置	357	87%
緩和ケアチーム：相談支援に携わる者のうち，精神保健福祉士である者の配置	121	30%
緩和ケアチーム：医療心理に携わる者の配置	329	80%
緩和ケアチーム：医療心理に携わる者のうち，公認心理師である者の配置	310	76%
緩和ケアチームの新規介入患者数 / 年　　（基準：年間 50 人以上）	230	56%
当該がん医療圏においてがん診療に携わる医師を対象とした緩和ケアに関する研修を，都道府県と協議の上，開催している	407	100%
自施設の長，および自施設に所属する臨床研修医及び1年以上自施設に所属するがん診療に携わる医師・歯科医師が当該研修を修了する体制を整備している	409	100%
自施設に所属する臨床研修医の人数（平均 , ±SD）	31	31
当該研修における修了者数（平均 , ±SD）	71	86
受講率（%）（平均 , ±SD）	85%	0.1
1年以上自施設に所属するがん診療に携わる医師・歯科医師の人数（臨床研修医を除く）（平均 , ±SD）	133	123
医師・歯科医師と協働し，緩和ケアに従事するその他の診療従事者についても受講を促している	409	100%
研修修了者について，患者とその家族に対してわかりやすく情報提供している	408	100%
連携する地域の医療施設におけるがん診療に携わる医師に対して，緩和ケアに関する研修の受講勧奨を行っている	409	100%
地域を対象として，緩和ケアやがん教育をはじめとするがんに関する普及啓発	409	100%

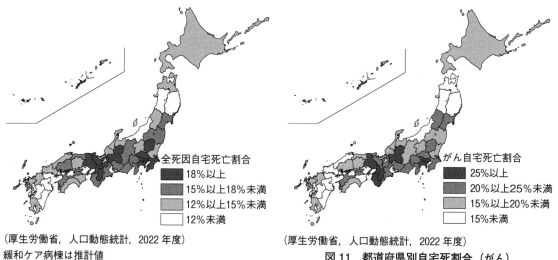

全死因自宅死亡割合
- 18%以上
- 15%以上18%未満
- 12%以上15%未満
- 12%未満

（厚生労働省，人口動態統計，2022年度）
緩和ケア病棟は推計値

図10　都道府県別自宅死割合（全死因）

がん自宅死亡割合
- 25%以上
- 20%以上25%未満
- 15%以上20%未満
- 15%未満

（厚生労働省，人口動態統計，2022年度）

図11　都道府県別自宅死割合（がん）

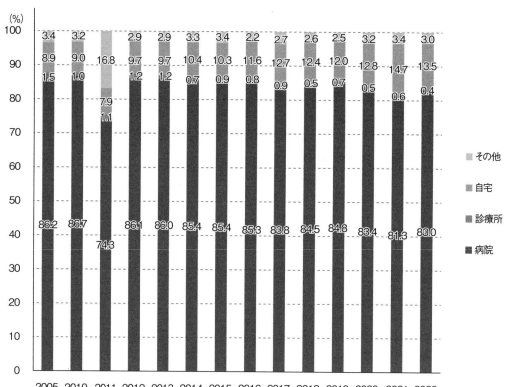

（厚生労働省，人口動態統計，2022年度）

図12　15歳未満の死亡場所の推移（全死因）

千葉県 2.6 人であった。

　日本緩和医療学会のエンド・オブ・ライフ・ケ
ア教育プログラムである ELNEC-J（The End-of-
Life Nursing Education Consortium-Japan）の指
導者数の推移を**図29**に示す。2023 年 9 月 22 日

現在，指導者は全国で 2,547 人であった。また，
人口 10 万人対都道府県別 ELNEC-J 指導者数を
図30に示す。人口 10 万人対指導者数が多かった
都道府県は島根県が 4.9 人，富山県が 4.2 人，徳
島県が 3.6 人であり，少なかった都道府県は埼玉

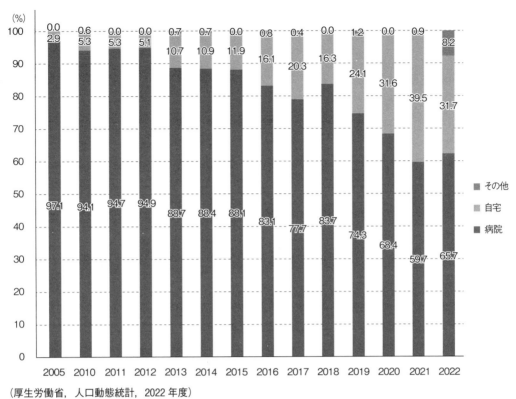

（厚生労働省，人口動態統計，2022 年度）

図13　15 歳未満の死亡場所の推移（がん）

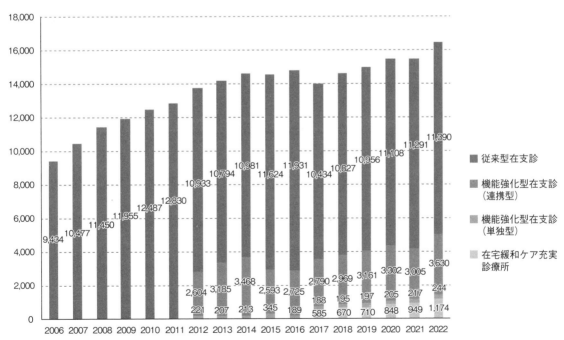

（厚生労働省，地方厚生局への施設基準の届出状況，2022 年度）

（日本ホスピス緩和ケア協会，2022 年度）

図14　在宅療養支援診療所数の推移

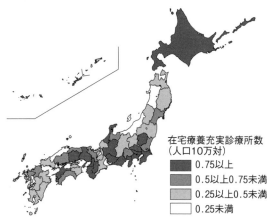

在宅療養充実診療所数
（人口10万対）
■ 0.75以上
■ 0.5以上0.75未満
■ 0.25以上0.5未満
□ 0.25未満

（日本ホスピス緩和ケア協会，2023年11月15日現在）

図15　在宅緩和ケア充実診療所（都道府県別）

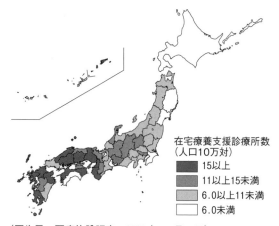

在宅療養支援診療所数
（人口10万対）
■ 15以上
■ 11以上15未満
■ 6.0以上11未満
□ 6.0未満

（厚生局，医療施設調査，2020年10月1日）
※医療施設調査は3年に1回実施

図16　都道府県別在宅療養支援診療所数

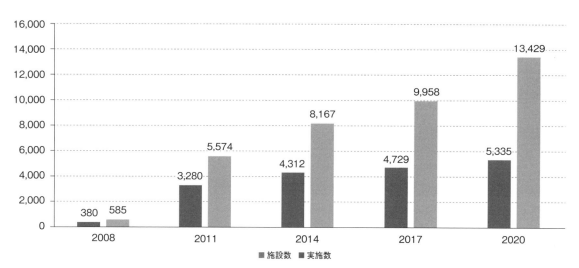

（厚生労働省，医療施設調査，2022年4月27日）
※医療施設調査（静態調査）は3年に1回実施
※一般診療所：在宅療養支援診療所の届け出をしていない診療所

図17　一般診療所における在宅看取りの実施数と施設数推移

県1.1人，静岡県1.2人，千葉県1.3人であった。

　ELNEC-J看護師教育コアカリキュラムの累積受講者数の推移を**図31**に示す。2023年4月1日における累積の受講者数の合計は46,559人であった。また，2023年4月1日現在の人口10万人対都道府県別ELNEC-J看護師教育コアカリキュラムの累積受講者数を**図32**に示す。人口10万人対受講者数が多かった都道府県は島根県103.8人，鹿児島県100.6人，岩手県77.1人であり，少なかった都道府県は静岡県11.9人，高知県15.1人，神

奈川県16.0であった。

　日本緩和医療薬学会の緩和薬物療法認定薬剤師数の推移を**図33**に示す。2023年3月現在，緩和薬物療法認定薬剤師数は全国で827人であった。2023年3月現在の人口10万人対都道府県別緩和薬物療法認定薬剤師数を**図34**に示す。人口10万人対緩和薬物療法認定薬剤師数が多かった都道府県は石川県1.34人，島根県1.22，広島県1.12人であり，少なかった都道府県は，沖縄県0.14人，宮崎県0.19，山梨県0.25人であった。

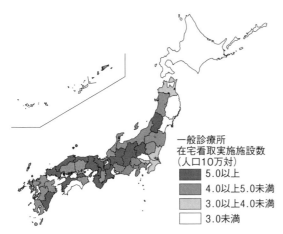

（厚生労働省，医療施設調査，2022 年 4 月 27 日）
※医療施設調査は 3 年に 1 回実施
※一般診療所：在宅療養支援診療所の届け出をしていない診療所

図18　一般診療所在宅看取り実施施設数（都道府県別）

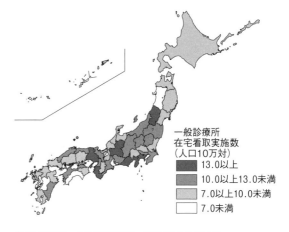

（厚生労働省，医療施設調査，2022 年 4 月 27 日）
※医療施設調査は 3 年に 1 回実施
※一般診療所：在宅療養支援診療所の届け出をしていない診療所

図19　一般診療所在宅看取り実施件数（都道府県別）

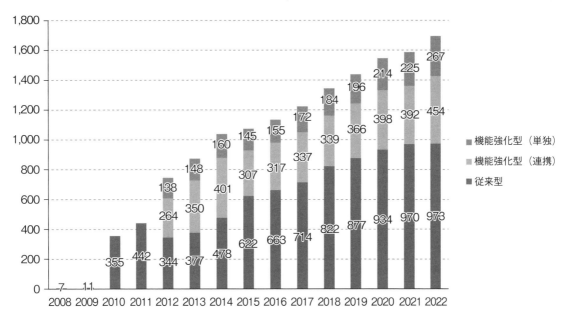

（厚生労働省，地方厚生局への施設基準の届出状況，2022 年度）

図20　在宅療養支援病院数の推移

日本緩和医療学会の会員数の推移を**図35**に示す。2023 年 12 月現在の総会員数は 12,214 人であり，昨年より 23 人減少した。職種別では医師が 6,513 人（53%），看護師が 4,240 人（35%），薬剤師が 855 人（7%）であった。

日本サイコオンコロジー学会の会員数の推移を**図36**に示す。2023 年 9 月 1 日現在の総会員数は 1,697 人であり，医師が 812 人（48%），看護職が

364 人（21%），心理職が 351 人（21%）であった。

日本がん看護学会の会員数の推移を**図37**に示す。2023 年 12 月 31 日現在の総会員数は 5,305 人であった。日本緩和医療薬学会の会員数の推移を**図38**に示す。2023 年 10 月現在会員数は 3,864 人であった。日本死の臨床研究会の会員数の推移を**図39**に示す。2023 年 12 月 19 日現在の会員数は 2,782 人であった。日本がんサポーティブケア学

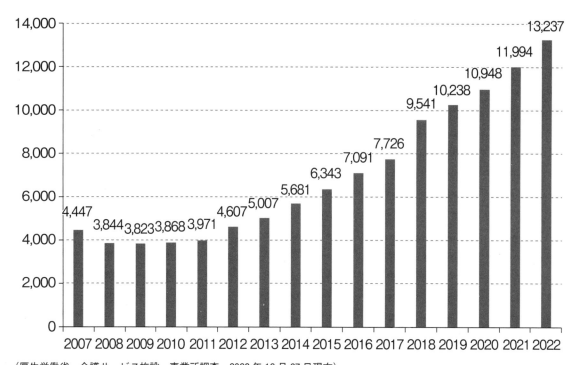

（厚生労働省，介護サービス施設・事業所調査，2022年12月27日現在）

図21　訪問看護ステーション24時間対応体制加算届出事業数の推移

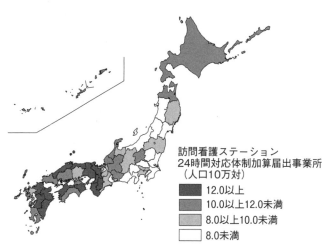

訪問看護ステーション
24時間対応体制加算届出事業所
（人口10万対）
- 12.0以上
- 10.0以上12.0未満
- 8.0以上10.0未満
- 8.0未満

（厚生労働省，介護サービス施設・事業所調査, 2024年1月12日現在）

**図22　都道府県別訪問看護ステーション24時間対応体制加算
届け出事業所数**

会会員数の推移を**図40**に示す。2023年12月18日現在の会員数は，1,424人であった。

診療報酬

　社会医療診療行為別調査に基づく緩和ケア診療加算，緩和ケア病棟入院料，がん性疼痛緩和指導管理料の算定数の全国推計の推移を**図41**〜**図43**

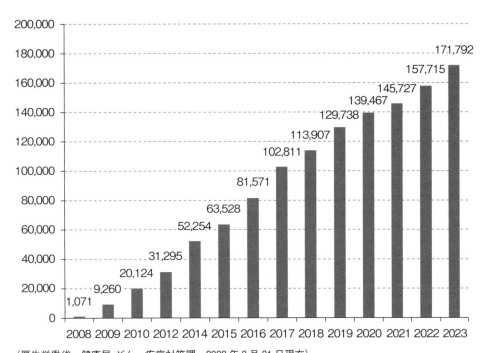

（厚生労働省，健康局 がん・疾病対策課，2022 年 3 月 31 日現在）

図 23 「がん診療に携わる医師に対する緩和ケア研修会」の終了者数の推移

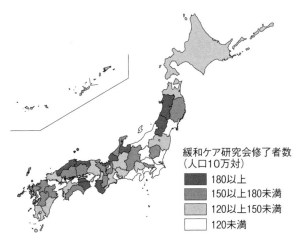

緩和ケア研究会修了者数
（人口10万対）

■ 180以上
■ 150以上180未満
■ 120以上150未満
□ 120未満

（厚生労働省，健康局 がん・疾病対策課，2023 年 3 月 31 日現在）

図 24 都道府県別「がん診療に携わる医師に対する緩和
ケア研修会」の終了者数

に示す。緩和ケア診療加算，緩和ケア病棟入院料については算定施設数が少なく，標本誤差の影響を受けることに注意する必要がある。

　同じく社会医療診療行為別調査にもとづく在宅ターミナルケア加算，看取り加算，死亡診断加算の算定数を図 44 に示す。また，在宅がん医療総合診療料などを図 45，在宅患者訪問看護・指導料等を図 46，麻薬管理等関する加算を図 47，在宅悪性腫瘍患者指導管理料等を図 48 に示す。がん患者指導管理料について図 49 に示す。2016 年

79

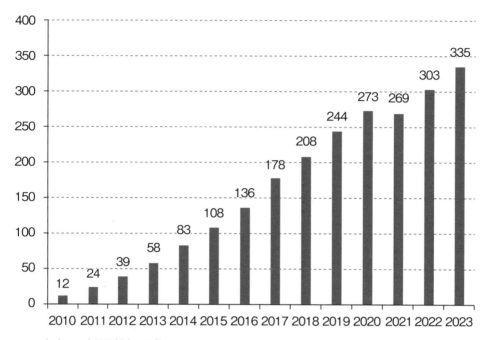

※ 2010 年度から専門医制度が開始
（日本緩和医療学会，2023 年 4 月 1 日現在）

図 25　日本緩和医療学会専門医数の推移

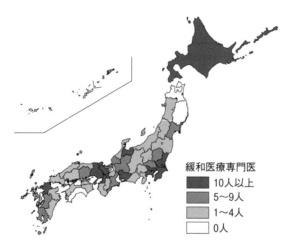

緩和医療専門医
- 10人以上
- 5〜9人
- 1〜4人
- 0人

（日本緩和医療学会，2023 年 4 月 1 日現在）

図 26　都道府県別日本緩和医療学会専門医数

度から新たに追加された在宅緩和ケア充実診療所・病院加算について**図 50〜図 54** に示す。

また，2020 年度 NDB オープンデータに基づく都道府県別の診療報酬からの集計を**図 55 —図 66** に示す。NDB オープンデータにもとづく人口 10

万対緩和ケア診療加算点数を**図 55**，NDB オープンデータに基づく人口 10 万対外来緩和ケア加算を**図 56**，NDB オープンデータに基づく緩和ケア病棟入院料 1（30 日以内）のすべての緩和ケア病棟入院料 1 に占める割合を**図 57**，NDB オープン

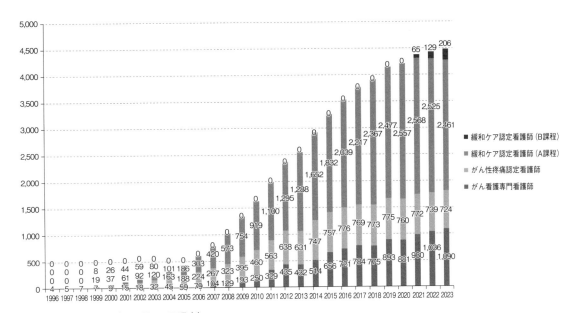

（日本看護協会，2023 年 12 月 25 日現在）
※ 2020 年より，現行の認定看護師教育（A 過程）に特定行為研修を組み込んだ教育プログラム（B 課程）が開講。

図 27　がん看護専門看護師，がん性疼痛認定看護師，緩和ケア認定看護師数の推移

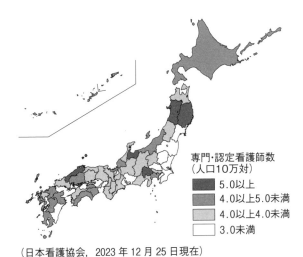

専門・認定看護師数
（人口10万対）
■ 5.0以上
▨ 4.0以上5.0未満
▨ 4.0以上4.0未満
□ 3.0未満

（日本看護協会，2023 年 12 月 25 日現在）
図 28　都道府県別がん看護専門看護師，がん性疼痛認
定看護師，緩和ケア認定看護師数

データに基づく緩和ケア病棟入院料 2（30 日以内）のすべての緩和ケア病棟入院料 2 に占める割合を図 58，NDB オープンデータに基づくがん性疼痛緩和指導料（外来）を図 59，同（入院）を図 60 に示す。同様に NDB オープンデータに基づく人口 10 万対がん患者指導管理料 1~3（外来）を図 61～図 64，同（入院）を図 65～図 67 に示す。

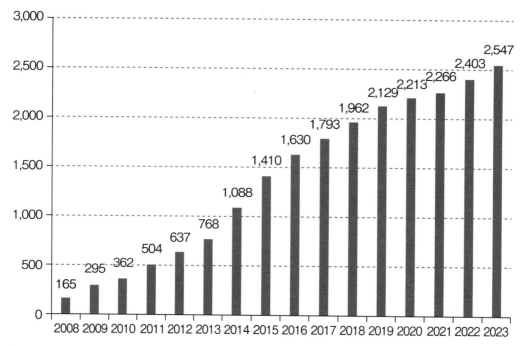

（日本緩和医療学会，2023 年 9 月 2 日現在）

図 29　ELNEC-J 指導者数の推移

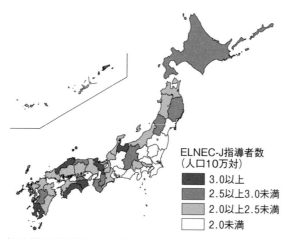

ELNEC-J指導者数
（人口10万対）
■ 3.0以上
■ 2.5以上3.0未満
■ 2.0以上2.5未満
□ 2.0未満

（日本緩和医療学会，2023 年 9 月 22 日現在）

図 30　都道府県別 ELNEC-J 指導者数

医療用麻薬

　人口千対のおもな医療用麻薬消費量（モルヒネ換算）の推移を図 68 に示す。2022 年の人口千対モルヒネ換算消費量はモルヒネ 1.1g，オキシコドン 5.1g，フェンタニル 23.8g であり，合計は 30.0g であった。2022 年の都道府県別口千対医療用麻薬消費量（モルヒネ換算）を図 69 に示す。人口千対消費量が多かった都道府県は北海道 43.8g，山形県 41.5g，福井県 40.0g であり，少な

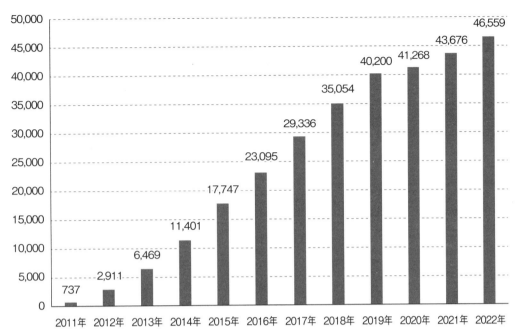

（日本緩和医療学会，2023 年 4 月 1 日現在）

図31　ELNEC-J 受講者数の推移

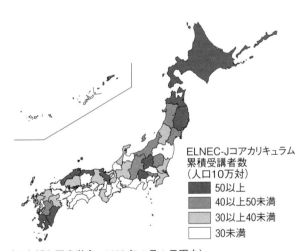

ELNEC-Jコアカリキュラム
累積受講者数
（人口10万対）
　50以上
　40以上50未満
　30以上40未満
　30未満

（日本緩和医療学会，2023 年 4 月 1 日現在）

図32　都道府県別 ELNEC-J 受講者数

かった都道府県は奈良県 22.2g，京都府 24.3g，
静岡県 24.5g であった。

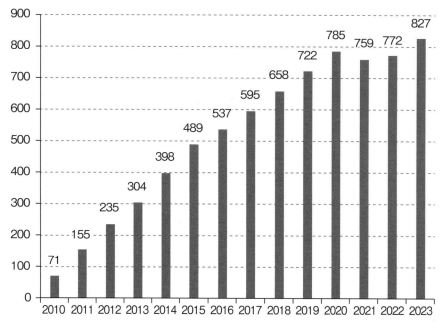

（日本緩和医療薬学会，2023 年 3 月現在）

図 33　緩和薬物療法認定薬剤師の推移

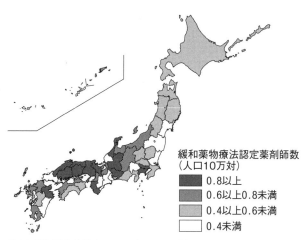

緩和薬物療法認定薬剤師数
（人口10万対）

■ 0.8以上
■ 0.6以上0.8未満
□ 0.4以上0.6未満
□ 0.4未満

（日本緩和医療薬学会，2023 年 3 月現在）

図 34　都道府県別緩和薬物療法認定薬剤師数

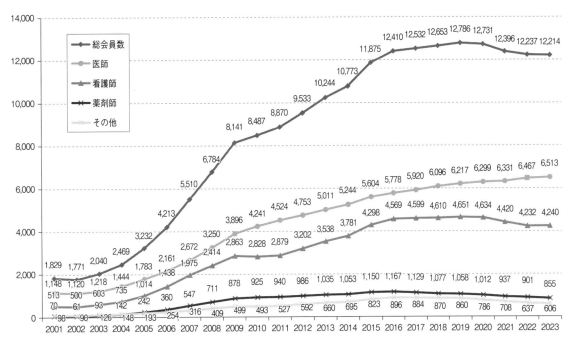

（日本緩和医療学会，2023 年 4 月 30 日現在）

図 35　日本緩和医療学会会員数の推移

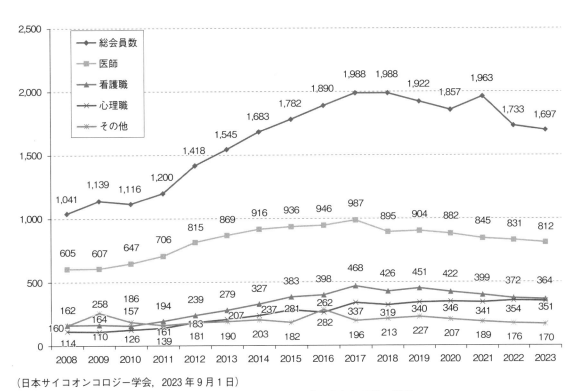

（日本サイコオンコロジー学会，2023 年 9 月 1 日）

図 36　日本サイコオンコロジー学会会員数の推移

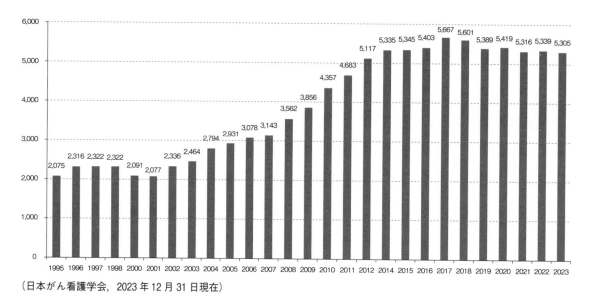

（日本がん看護学会，2023 年 12 月 31 日現在）

図 37　日本がん看護学会会員数の推移

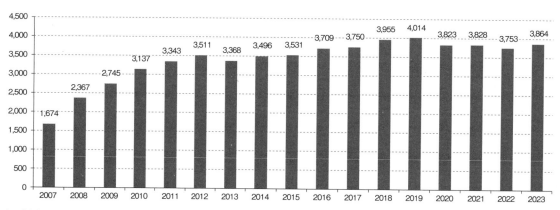

（日本緩和医療薬学会，2023 年 10 月現在）

図 38　日本緩和医療薬学会の会員数の推移

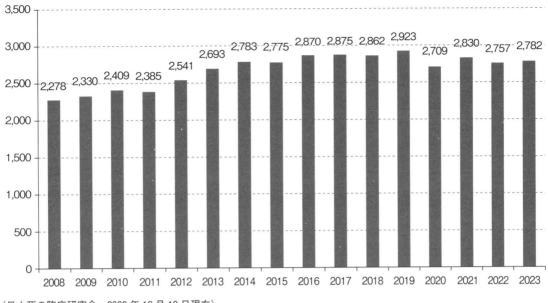

（日本死の臨床研究会，2023 年 12 月 19 日現在）

図39　日本死の臨床研究会の会員数の推移

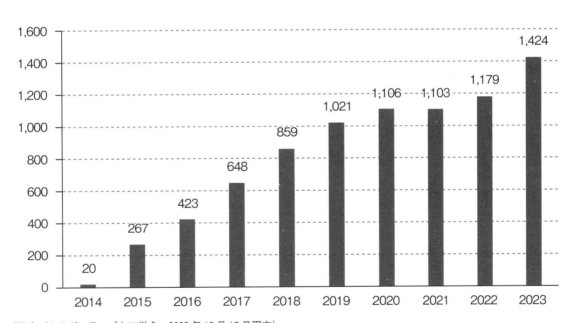

（日本がんサポーティブケア学会，2023 年 12 月 18 日現在）

図40　日本がんサポーティブケア学会会員数の推移

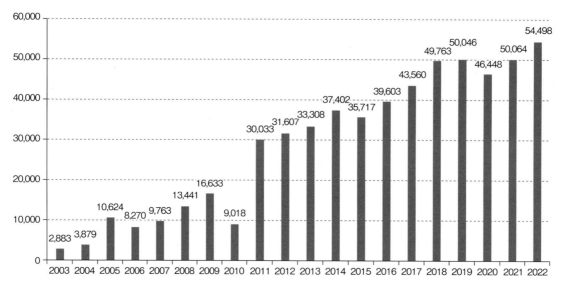

※各年6月審査分
（厚生労働省，社会医療診療行為別調査，2023年6月現在）

図41　社会医療診療行為別調査に基づく緩和ケア診療加算

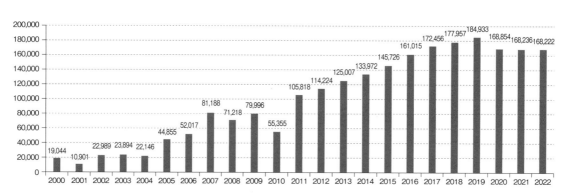

※各年6月審査分
（厚生労働省，社会医療診療行為別調査，2023年6月現在）

図42　社会医療診療行為別調査に基づく緩和ケア病棟入院料

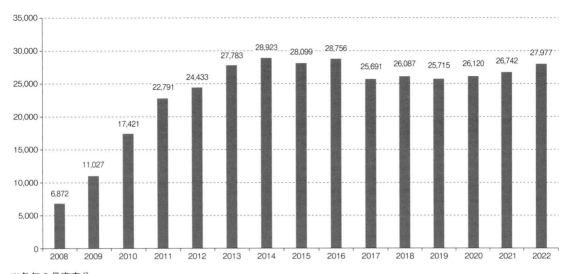

※各年 6 月審査分
(厚生労働省，社会医療診療行為別調査，2023 年 6 月現在)
図 43　社会医療診療行為別調査に基づくがん性疼痛緩和指導管理料

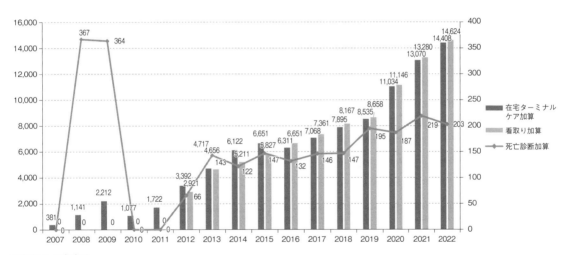

※各年 6 月審査分
(厚生労働省，社会医療診療行為別調査，2023 年 6 月現在)
図 44　社会医療診療行為別調査に基づく在宅患者訪問指導料

89

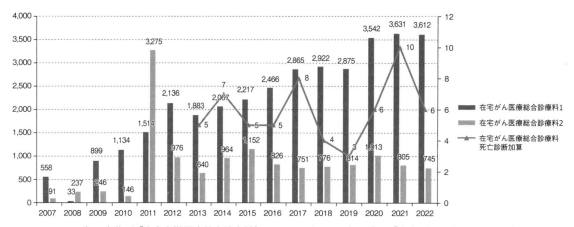

※2007～2011年は名称が「在宅末期医療総合診療料」であったが，2012年以降は「在宅がん医療総合診療料」へ変更
※各年6月審査分
(厚生労働省，社会医療診療行為別調査，2023年6月現在)

図45　社会医療診療行為別調査に基づく在宅がん医療総合診療料等

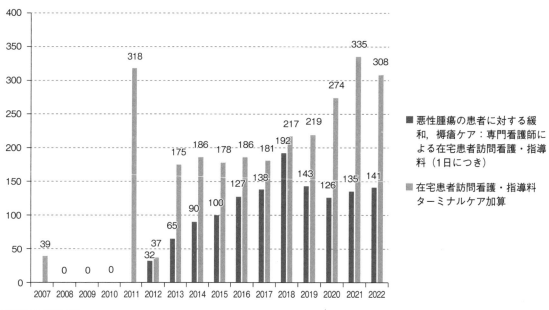

※各年6月審査分
＊在宅患者訪問看護・指導料ターミナルケア加算の改定の経過
2006年　1カ月以上訪問看護を実施⇒14日以内に2回以上の訪問看護と改定
2010年　医療機関に搬送され24時間以内に死亡した場合においても加算が取れるように改定
2012年　14日以内に2回以上の訪問⇒2回目は死亡日の訪問看護と指導を含むと改定
2012年4月　在宅患者訪問看護・指導料　緩和ケア・褥瘡ケア認定看護師　改定
(厚生労働省，社会医療診療行為別調査，2023年6月現在)

図46　社会医療診療行為別調査に基づく在宅患者訪問看護・指導料等

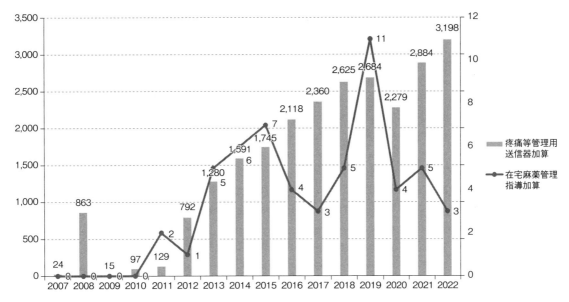

※各年6月審査分
（厚生労働省，社会医療診療行為別調査，2023年6月現在）
図47　社会医療診療行為別調査に基づく麻薬管理等関する加算

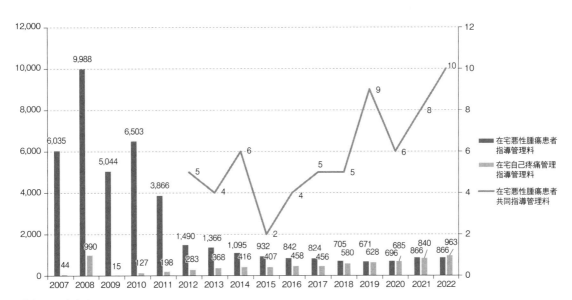

※各年6月審査分
（厚生労働省，社会医療診療行為別調査，2023年6月現在）
図48　社会医療診療行為別調査に基づく在宅悪性腫瘍患者指導管理料等

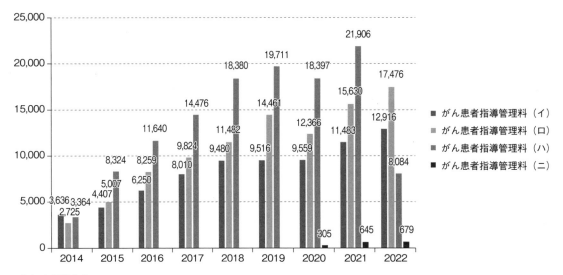

※各年6月審査分

がん患者指導管理料イ：医師が看護師と共同して診療方針等を話し合い，その内容を文書等により提供した場合

がん患者指導管理料ロ：医師又は看護師が心理的不安を軽減するための面接を行った場合

がん患者指導管理料ハ：医師又は薬剤師が抗悪性腫瘍剤の投薬又は注射の必要性等について文書により説明を行った場合

がん患者指導管理料ニ：医師が遺伝子検査の必要性等について文書により説明を行った場合

* 2014年　がん患者指導管理料が策定された（以前はがん患者カウンセリング料だったが，がん患者指導管理料2やがん患者指導管理料3の内容は含まれていなかった）

* 2018年　名称が「がん患者指導管理料1・2・3」から「がん患者指導管理料イ・ロ・ハ」に変更

* 2020年　がん指導管理料ニが追加

（厚生労働省，社会医療診療行為別調査，2023年6月現在）

図49　社会医療診療行為別調査に基づく在宅悪性腫瘍患者指導管理料等がん患者指導管理料

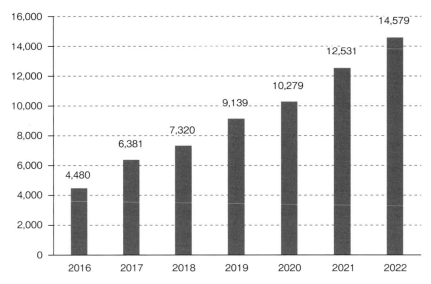

※各年6月審査分

（厚生労働省，社会医療診療行為別調査，2023年6月現在）

図50　在宅緩和ケア充実
診療所・病院加算―往診料（緊急，夜間・休日又は深夜の往診）

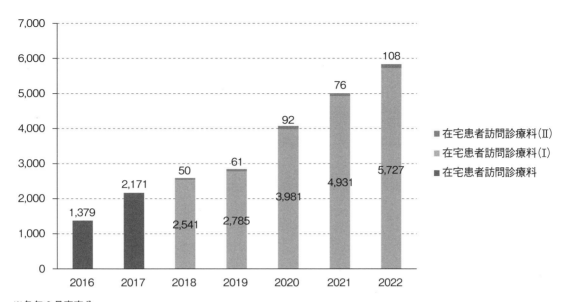

※各年 6 月審査分
※ 2018 年より在宅患者訪問診療料は在宅患者訪問診療料（Ⅰ）と在宅患者訪問診療料（Ⅱ）に分割
（厚生労働省，社会医療診療行為別調査，2023 年 6 月現在）

図 51　在宅緩和ケア充実診療所・病院加算―在宅患者訪問診療料

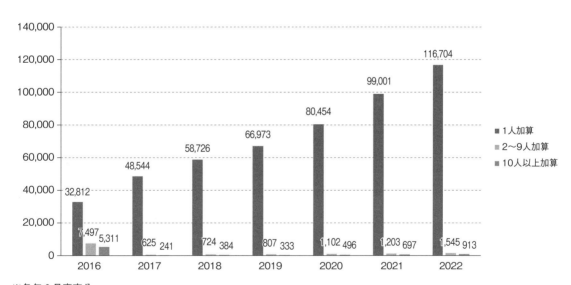

※各年 6 月審査分
（厚生労働省，社会医療診療行為別調査，2023 年 6 月現在）

図 52　在宅緩和ケア充実診療所・病院加算―在宅時医学総合管理料―

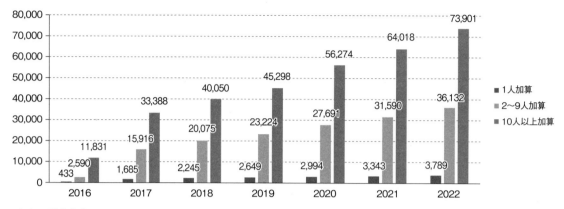

※各年6月審査分
（厚生労働省，社会医療診療行為別調査，2023年6月現在）

図53　在宅緩和ケア充実診療所・病院加算―施設入居時等医学総合管理料

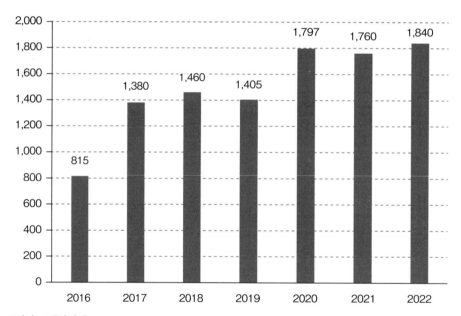

※各年6月審査分
（厚生労働省，社会医療診療行為別調査，2023年6月現在）

図54　在宅緩和ケア充実診療所・病院加算―在宅がん医療総合診療料

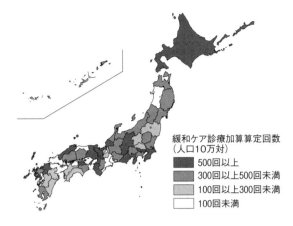

（厚生労働省，第 7 回 NDB オープンデータより，2021 年度）

図 55　NDB オープンデータに基づく都道府県別人口
　　　　10 万対緩和ケア診療加算

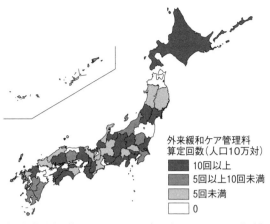

（厚生労働省，第 7 回 NDB オープンデータより，2021 年度）

図 56　NDB オープンデータに基づく都道府県別人口
　　　　10 万対外来緩和ケア加算

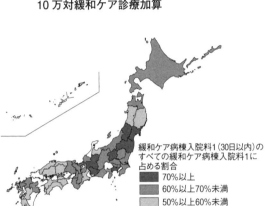

（厚生労働省，第 7 回 NDB オープンデータより，2021 年度）

図 57　NDB オープンデータに基づく緩和ケア病棟入
　　　　院料 1（30 日以内）の全ての緩和ケア病棟入
　　　　院料 1 に占める割合

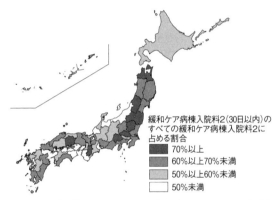

（厚生労働省，第 7 回 NDB オープンデータより，2021 年度）

図 58　NDB オープンデータに基づく緩和ケア病棟入
　　　　院料 2（30 日以内）の全ての緩和ケア病棟入
　　　　院料 2 に占める割合

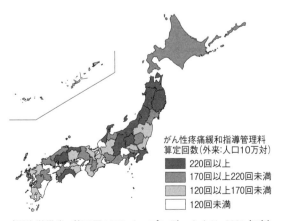

（厚生労働省，第 7 回 NDB オープンデータより，2021 年度）

図 59　NDB オープンデータに基づくがん性疼痛緩和
　　　　指導料（外来）

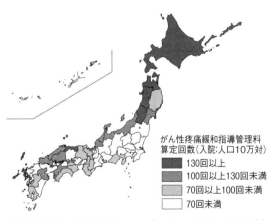

（厚生労働省，第 7 回 NDB オープンデータより，2021 年度）

図 60　NDB オープンデータに基づくがん性疼痛緩和
　　　　指導料（入院）

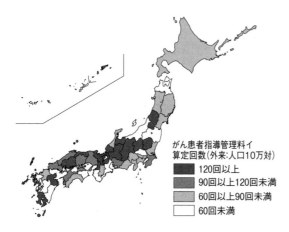

（厚生労働省, 第7回NDBオープンデータより, 2021年度）

図61　NDBオープンデータに基づく人口10万対が
ん患者指導管理料イ（外来）

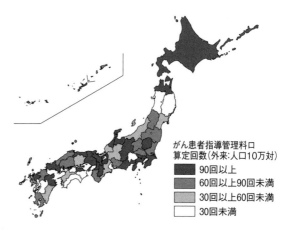

（厚生労働省, 第7回NDBオープンデータより, 2021年度）

図62　NDBオープンデータに基づく人口10万対が
ん患者指導管理料ロ（外来）

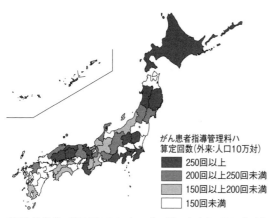

（厚生労働省, 第7回NDBオープンデータより, 2021年度）

図63　NDBオープンデータに基づく人口10万対が
ん患者指導管理料ハ（外来）

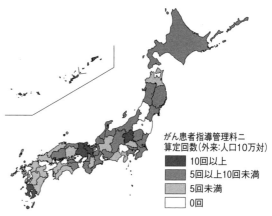

（厚生労働省, 第7回NDBオープンデータより, 2021年度）

図64　NDBオープンデータに基づく人口10万対が
ん患者指導管理料ニ（外来）

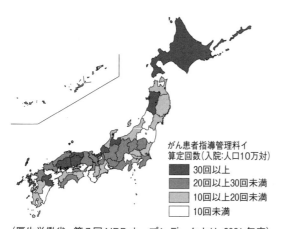

（厚生労働省, 第7回NDBオープンデータより, 2021年度）

図65　NDBオープンデータに基づく人口10万対が
ん患者指導管理料イ（入院）

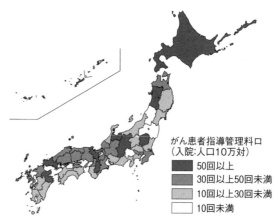

（厚生労働省, 第7回NDBオープンデータより, 2021年度）

図66　NDBオープンデータに基づく人口10万対が
ん患者指導管理料ロ（入院）

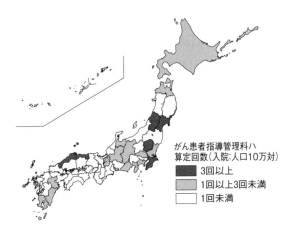

（厚生労働省，第 7 回 NDB オープンデータより，2021 年度）

図 67　NDB オープンデータに基づく人口 10 万対がん患者指導管理料ハ（入院）

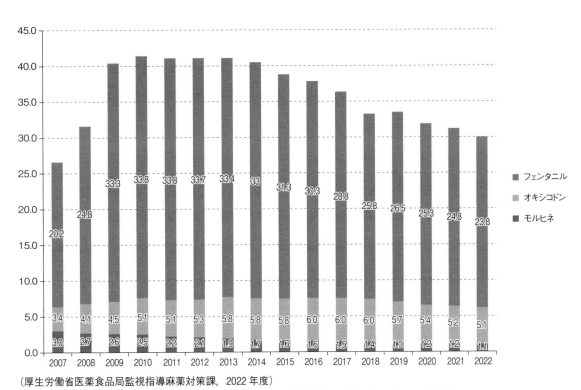

（厚生労働省医薬食品局監視指導麻薬対策課，2022 年度）

図 68　人口千対おもな医療用麻薬消費量の推移 (g)（モルヒネ換算）

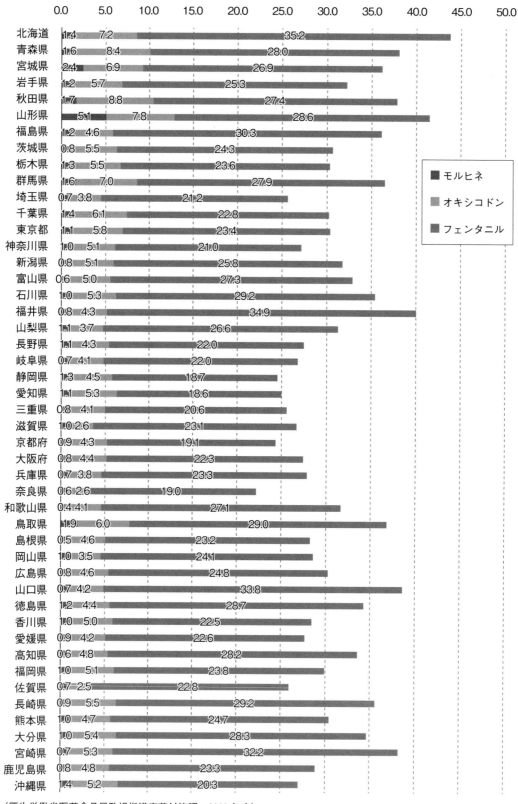

（厚生労働省医薬食品局監視指導麻薬対策課，2022年度）

図69　都道府県別人口千対おもな医療用麻薬消費量（g）（モルヒネ換算）

付表　本稿で用いた都道府県別データ

都道府県	人口 (単位　千人)	がん 死亡者数	緩和ケア病棟で死亡したがん患者の割合	自宅死亡割合 (全死因)	自宅死亡割合 (がん患者)	在宅療養支援診療所届出数 (人口10万対)	一般診療所在宅看取り実施施設数 (人口10万対)
年次	2022	2022	2022	2022	2022	2020	2020
総数	124947	385797	11.3%	17.4%	22.1%	11.6	4.3
北海道	5140	20343	14.5%	13.2%	15.1%	5.8	2.5
青森	1204	5051	7.9%	12.7%	11.7%	6.8	3.5
岩手	1181	4530	19.0%	11.8%	9.1%	5.9	2.8
宮城	2280	7195	5.2%	17.5%	22.5%	5.9	2.5
秋田	930	4260	6.7%	10.3%	7.1%	8.1	4.4
山形	1041	3941	1.9%	13.8%	20.7%	8.5	5.3
福島	1790	6481	5.4%	15.6%	15.9%	9.1	4.5
茨城	2840	9100	12.7%	14.3%	17.1%	6.8	3.0
栃木	1909	6054	9.9%	18.2%	22.4%	8.0	4.7
群馬	1913	6075	10.3%	14.7%	18.7%	12.9	5.0
埼玉	7337	20635	7.4%	18.9%	23.9%	6.8	2.6
千葉	6266	18239	9.3%	19.8%	24.2%	5.8	3.0
東京都	14038	34799	10.8%	24.3%	31.7%	11.1	3.7
神奈川	9232	24850	7.2%	22.2%	30.6%	9.5	4.1
新潟	2153	7867	9.0%	11.0%	8.3%	6.1	4.2
富山	1017	3720	5.5%	13.4%	18.2%	6.6	4.8
石川	1118	3587	4.2%	13.8%	19.3%	13.3	4.2
福井	753	2435	10.7%	14.7%	16.8%	7.5	4.1
山梨	802	2508	3.7%	15.0%	21.0%	8.4	4.1
長野	2020	6335	9.1%	15.3%	18.7%	12.7	6.8
岐阜	1946	6233	10.5%	18.6%	28.6%	13.6	7.0
静岡	3582	11035	5.5%	17.4%	21.7%	9.8	4.6
愛知	7495	20533	10.9%	17.9%	23.4%	11.2	4.3
三重	1742	5483	16.4%	16.8%	24.0%	10.5	5.5
滋賀	1409	3726	15.5%	18.3%	20.6%	10.9	5.1
京都	2550	7991	14.5%	19.0%	23.5%	13.5	5.6
大阪	8782	26901	10.1%	21.4%	26.3%	20.1	5.0
兵庫	5402	16782	15.4%	20.5%	27.7%	16.9	5.9
奈良	1306	4231	6.1%	19.3%	25.7%	12.3	4.9
和歌山	903	3341	2.1%	17.9%	26.8%	18.8	7.9
鳥取	544	1959	7.4%	15.5%	16.2%	14.9	6.7
島根	658	2526	8.6%	12.5%	14.2%	17.6	8.4
岡山	1862	5715	14.7%	14.8%	18.3%	16.5	4.9
広島	2760	8345	14.8%	15.4%	18.5%	20.1	4.9
山口	1313	4956	10.5%	13.1%	14.5%	10.9	5.3
徳島	704	2403	4.7%	12.3%	14.5%	20.6	4.2
香川	934	3007	10.8%	16.1%	20.6%	13.7	5.3
愛媛	1306	4550	14.3%	17.4%	22.1%	15.1	5.3
高知	676	2607	21.4%	14.0%	18.5%	5.6	2.9
福岡	5116	16150	28.2%	14.4%	18.4%	15.2	4.0
佐賀	801	2764	14.3%	12.4%	17.3%	16.0	4.0
長崎	1283	4795	14.3%	13.8%	19.6%	21.7	4.3
熊本	1718	5552	21.3%	11.9%	14.8%	12.8	3.4
大分	1107	3681	12.4%	11.3%	14.9%	17.1	4.3
宮崎	1052	3666	13.4%	11.2%	14.5%	10.4	5.6
鹿児島	1563	5318	5.9%	12.4%	15.9%	16.9	4.2
沖縄	1468	3462	20.7%	19.2%	25.0%	6.0	2.0

※一部のデータにおいて集計結果が10未満の場合は「–」で表示（10未満の箇所が1箇所の場合は10以上の最小値をすべて「–」で表示）

付表　本稿で用いた都道府県別データ（つづき①）

一般診療所在宅看取り実施件数（人口10万対）	在宅緩和ケア充実診療所数（人口10万対）	訪問看護ステーション24時間対応体制加算（人口10万対）	緩和ケア研修会修了者数（人口10万対）	緩和医療専門医数	がん専門看護師数	がん性疼痛認定看護師数	緩和ケア認定看護師数（A日程）
2020	2023	2022	2023	2023	2023	2023	2023
10.7	0.94	10.6	126.2	334	1090	724	2461
7.1	0.84	10.4	125.3	11	65	21	136
8.3	0.25	10.5	138.7	0	4	1	30
8.3	0.42	9.2	166.8	0	12	5	50
9.3	0.79	7.3	92.4	6	17	12	35
6.7	0.11	7.7	231.1	1	11	3	32
14.1	0.29	7.4	188.7	1	7	5	21
11.0	0.28	8.0	127.9	3	6	9	27
9.4	0.81	7.1	106.9	10	11	6	43
11.8	1.00	6.9	151.5	5	15	8	27
12.8	0.37	11.9	111.9	4	26	5	42
9.4	0.90	7.3	69.1	8	21	21	110
10.9	1.28	7.1	98.0	14	33	31	88
11.1	1.55	9.3	157.1	59	173	70	235
14.9	1.72	8.9	105.4	18	96	79	206
10.7	0.14	6.7	96.7	1	21	13	56
7.5	0.49	8.2	243.6	10	17	6	51
9.2	1.16	11.2	159.2	2	8	11	23
7.2	0.27	10.4	217.1	5	10	10	12
8.8	0.62	7.4	144.6	1	4	6	62
11.8	0.15	9.2	151.9	1	11	13	53
17.5	0.98	10.6	139.4	8	18	19	24
13.8	0.92	7.1	114.8	4	30	18	63
11.3	1.19	11.7	126.5	18	52	88	63
12.8	0.40	9.9	124.9	6	23	13	21
9.9	0.43	9.4	154.0	4	9	9	22
10.9	0.71	14.1	161.3	15	30	16	43
11.2	1.17	17.0	149.8	24	80	74	133
13.0	0.91	13.7	141.4	30	53	24	76
9.8	1.23	12.7	179.0	3	12	9	24
14.1	0.78	17.6	230.3	1	9	7	14
12.9	0.74	12.5	196.9	4	4	1	12
12.9	0.15	13.2	279.5	2	7	3	28
9.9	0.75	9.1	173.3	7	19	11	23
8.3	0.69	11.7	160.2	2	24	15	74
9.3	0.15	10.7	136.7	2	7	8	27
7.6	0.28	12.5	185.9	3	15	4	10
10.5	0.54	11.7	180.4	2	10	6	23
11.1	0.69	13.2	146.2	4	8	5	33
5.6	0.59	10.7	152.8	0	18	2	6
8.0	0.76	14.4	151.1	13	38	17	146
9.3	0.87	9.6	152.6	0	3	2	17
7.4	0.47	11.2	177.1	5	5	10	42
6.5	0.23	14.0	168.9	5	5	10	51
9.1	0.18	14.1	152.8	2	14	6	28
10.7	0.86	14.0	128.2	4	9	3	18
7.0	0.45	11.3	148.8	5	4	8	50
5.4	0.89	12.9	148.6	3	13	5	51

付表　本稿で用いた都道府県別データ（つづき②）

都道府県	緩和ケア認定看護師数（B日程）	専門・認定看護師数合計	ELNEC-J指導者数	ELNEC-J指導者数（人口10万対）	ELNEC-J看護師教育コアカリキュアム累積受講者数	ELNEC-J看護師教育コアカリキュアム累積受講者数（人口10万対）	緩和薬物療法認定薬剤師数	緩和薬物療法認定薬剤師数（人口10万対）
年次	2023	2023	2023	2023	2022	2022	2023	2023
総数	206	4481	2547	2.04	44151	35.3	827	0.66
北海道	11	233	142	2.76	3396	66.1	38	0.74
青森	1	36	26	2.16	740	61.5	7	0.58
岩手	4	71	32	2.71	911	77.1	7	0.59
宮城	3	67	43	1.89	1103	48.4	9	0.39
秋田	2	48	20	2.15	428	46.0	4	0.43
山形	0	33	30	2.88	377	36.2	6	0.58
福島	7	49	31	1.73	463	25.9	5	0.28
茨城	3	63	41	1.44	1075	37.9	10	0.35
栃木	3	53	32	1.68	878	46.0	11	0.58
群馬	2	75	35	1.83	956	50.0	9	0.47
埼玉	5	157	81	1.10	1222	16.7	40	0.55
千葉	10	162	80	1.28	2011	32.1	29	0.46
東京都	17	495	287	2.04	5714	40.7	88	0.63
神奈川	17	398	167	1.81	1393	15.1	58	0.63
新潟	0	90	43	2.00	992	46.1	13	0.60
富山	9	83	43	4.23	225	22.1	7	0.69
石川	1	43	24	2.15	385	34.4	15	1.34
福井	2	34	17	2.26	181	24.0	2	0.27
山梨	0	72	17	2.12	601	74.9	2	0.25
長野	2	79	59	2.92	831	41.1	16	0.79
岐阜	5	66	31	1.59	690	35.5	19	0.98
静岡	5	116	43	1.20	428	11.9	19	0.53
愛知	7	210	109	1.45	1676	22.4	75	1.00
三重	1	58	37	2.12	518	29.7	6	0.34
滋賀	2	42	31	2.20	473	33.6	10	0.71
京都	10	99	86	3.37	1500	58.8	22	0.86
大阪	20	307	166	1.89	2328	26.5	69	0.79
兵庫	8	161	127	2.35	2117	39.2	52	0.96
奈良	2	47	34	2.60	317	24.3	5	0.38
和歌山	2	32	23	2.55	275	30.5	8	0.89
鳥取	1	18	16	2.94	367	67.5	6	1.10
島根	0	38	31	4.71	662	100.6	8	1.22
岡山	2	55	37	1.99	463	24.9	15	0.81
広島	3	116	63	2.28	1066	38.6	31	1.12
山口	4	46	27	2.06	292	22.2	4	0.30
徳島	1	30	25	3.55	179	25.4	4	0.57
香川	0	39	26	2.78	193	20.7	7	0.75
愛媛	1	47	29	2.22	376	28.8	10	0.77
高知	4	30	21	3.11	108	16.0	4	0.59
福岡	10	211	105	2.05	1990	38.9	32	0.63
佐賀	5	27	16	2.00	243	30.3	5	0.62
長崎	4	60	32	2.49	469	36.6	7	0.55
熊本	3	69	49	2.85	710	41.3	8	0.52
大分	2	50	24	2.17	346	31.3	9	0.81
宮崎	0	30	25	2.38	571	54.3	2	0.19
鹿児島	3	65	54	3.45	1623	103.8	11	0.70
沖縄	2	71	30	2.04	289	19.7	2	0.14

緩和ケア診療加算（人口10万対）	外来緩和ケア加算（人口10万対）：外来 *	緩和ケア病棟入院料1（30日以内）割合	緩和ケア病棟入院料2（30日以内）割合 *	がん性疼痛緩和指導管理料（人口10万対）：外来	がん性疼痛緩和指導管理料（人口10万対）：入院	がん患者指導管理料イ（人口10万対）：外来	がん患者指導管理料ロ（人口10万対）：外来
2021	2021	2021	2021	2021	2021	2021	2021
535.6	15.5	64.0	60.0	190.3	77.9	100.0	126.9
1109.7	39.5	61.0	52.7	210.6	157.7	81.4	108.2
302.2	–	65.5	79.9	282.2	131.1	48.9	190.9
360.1	4.1	53.4	60.2	235.6	92.4	63.0	24.9
320.4	13.1	82.5	61.6	213.6	114.6	64.1	31.0
7.4	2.5	55.3	68.4	331.7	219.4	80.9	26.5
390.0	27.9	75.0	82.0	335.0	172.5	204.3	60.2
212.8	–	71.8	72.3	120.5	50.1	38.9	87.2
418.7	22.8	64.3	69.4	163.0	54.1	82.6	86.1
341.4	5.3	66.4	77.4	172.6	54.8	168.2	314.6
233.2	18.1	74.5	66.6	240.2	64.8	193.3	70.9
106.4	4.6	65.5	70.8	150.9	39.4	47.5	88.2
583.3	6.0	69.3	67.8	224.1	66.7	97.6	191.2
871.3	17.9	68.3	57.8	184.8	65.0	89.8	219.2
441.0	25.8	70.5	67.8	221.2	44.2	78.6	151.9
325.9	9.6	67.0	35.3	273.0	127.2	58.2	53.5
381.3	19.3	55.9	–	186.6	102.2	157.6	115.7
331.9	2.1	–	54.9	230.6	101.4	74.5	130.6
1196.0	43.2	63.9	–	84.5	114.6	142.6	50.3
385.4	2.7	–	71	55.9	26.4	70.4	24.7
884.3	21.1	65.4	59.0	236.0	69.1	171.8	187.6
378.5	1.2	80.1	57.8	167.1	61.8	135.6	58.3
548.7	19.1	64.9	65.5	200.8	79.6	75.2	156.3
413.1	18.4	74.4	69.7	179.9	63.5	100.7	64.0
84.6	2.8	53.4	59.4	155.8	55.6	52.2	31.6
250.5	3.8	67.8	68.3	135.1	66.7	132.2	183.7
699.6	4.6	66.8	60.5	150.9	72.3	133.5	200.9
775.1	22.7	69.9	59.1	182.9	84.2	161.5	195.5
688.2	29.1	66.0	62.0	215.1	83.7	108.3	112.8
457.0	25.0	69.4	74.8	203.3	78.9	88.7	125.7
787.0	12.0	63.4	–	126.1	80.3	48.3	64.1
30.7	–	55.8	57.3	284.9	188.4	271.0	98.0
655.0	1.5	57.8	65.8	178.4	126.7	100.0	89.1
359.3	8.8	55.2	71.2	121.1	66.9	103.4	54.8
403.7	11.7	55.5	57.2	220.9	102.1	165.0	88.9
59.6	1.8	39.5	63.3	192.7	104.5	94.1	97.0
495.9	2.1	55.9	–	129.1	76.8	46.6	25.6
741.9	15.5	59.1	–	143.5	78.2	107.5	131.9
289.6	31.0	57.8	51.2	208.7	102.8	115.8	33.2
218.8	17.8	58.2	67.4	261.8	97.6	86.8	16.3
778.6	14.5	60.1	51.6	162.9	63.9	80.5	74.2
441.7	4.0	69.2	54.0	126.2	49.4	57.7	159.4
998.6	5.9	55.2	61.5	217.8	133.4	150.4	53.1
269.2	9.5	50.6	50.4	180.7	82.4	41.2	25.7
279.1	–	69.3	60.9	201.5	114.4	151.6	278.4
218.3	6.2	–	61.5	119.4	61.1	53.6	35.4
499.7	8.9	57.5	63.1	124.1	99.0	142.7	72.9
156.1	1.7	45.8	56.2	143.7	47.1	84.6	146.1

付表　本稿で用いた都道府県別データ（つづき④）

都道府県	がん患者指導管理料ハ（人口10万対）：外来	がん患者指導管理料ニ（人口10万対）：外来	がん患者指導管理料イ（人口10万対）：入院	がん患者指導管理料ロ（人口10万対）：入院	がん患者指導管理料ハ（人口10万対）：入院*	がん患者指導管理料ニ（人口10万対）：入院*	おもな医療用麻薬使用量：モルヒネ（g/千人）
年次	2021	2021	2021	2021	2021	2021	2022
総数	234.7	6.8	23.0	37.5	1.5	0.1	1.1
北海道	261.9	5.7	45.1	68.1	1.2	−	1.4
青森	54.8	1.6	14.1	45.2	1.0	−	1.6
岩手	234.6	5.8	19.6	18.0	−	−	2.4
宮城	230.6	7.2	13.1	13.5	6.4	−	1.2
秋田	333.5	7.4	33.3	62.3	−	−	1.7
山形	269.5	−	44.7	29.3	3.7	−	5.1
福島	143.0	−	31.2	48.5	−	−	1.2
茨城	142.7	8.9	14.5	21.9	1.8	−	0.8
栃木	264.7	8.0	29.8	59.9	7.0	−	1.3
群馬	258.7	10.7	28.9	35.5	−	−	1.6
埼玉	138.2	3.0	11.2	14.3	1.7	−	0.7
千葉	269.0	6.7	24.1	45.5	4.3	−	1.4
東京都	312.7	9.4	15.2	41.8	0.8	0.2	1.1
神奈川	295.1	7.2	10.6	29.0	1.9	−	1.0
新潟	158.9	6.2	13.1	15.6	−	−	0.8
富山	144.8	6.1	41.1	73.0	2.8	−	0.6
石川	245.3	6.2	19.7	29.2	−	−	1.0
福井	190.3	9.2	46.6	35.7	−	−	0.8
山梨	45.8	−	17.2	18.0	−	−	1.1
長野	227.0	5.7	27.1	50.8	1.6	−	1.1
岐阜	159.9	1.1	22.6	35.5	2.6	−	0.7
静岡	259.2	3.0	22.6	26.8	1.5	−	1.3
愛知	216.0	7.2	22.0	27.3	0.8	0.2	1.1
三重	170.4	5.3	18.7	32.2	0.6	−	0.8
滋賀	224.2	8.2	24.0	32.4	1.5	−	1.0
京都	326.7	11.2	26.7	60.6	0.9	−	0.9
大阪	310.4	8.3	27.2	45.4	0.8	−	0.9
兵庫	212.7	11.4	24.1	34.3	0.3	−	0.7
奈良	194.1	2.5	18.0	59.3	−	−	0.6
和歌山	401.8	9.1	7.0	29.3	−	−	0.4
鳥取	385.7	6.6	50.7	43.6	21.7	−	1.9
島根	205.5	2.0	23.1	36.5	3.3	−	0.5
岡山	271.4	2.2	35.1	31.3	0.8	−	1.0
広島	255.0	6.5	36.0	44.4	0.7	−	0.8
山口	130.7	1.5	26.7	59.3	−	−	0.7
徳島	89.8	6.1	12.9	16.6	−	−	1.2
香川	176.3	7.9	26.0	47.1	−	−	1.0
愛媛	180.1	2.8	17.0	18.7	−	−	0.9
高知	179.7	2.8	20.7	22.3	−	−	0.6
福岡	232.3	4.0	27.6	36.2	0.7	−	1.0
佐賀	90.1	−	26.8	32.5	−	−	0.7
長崎	144.1	2.9	38.7	32.3	2.3	−	1.0
熊本	104.7	3.1	15.7	17.9	−	−	0.7
大分	145.3	3.2	91.4	112.5	2.0	−	0.7
宮崎	112.9	3.8	8.0	19.7	1.6	−	0.7
鹿児島	153.1	32.1	14.5	22.9	2.6	−	0.8
沖縄	266.9	12.1	26.0	71.9	−	−	1.4

付表　本稿で用いた都道府県別データ（つづき⑤）

都道府県	医療用麻薬使用量：オキシコドン（g/千人）	医療用麻薬使用量：フェンタニル（g/千人）	おもな医療用麻薬使用量：合計（g/千人）
年次	2022	2022	2022
総数	5.1	23.8	30.0
北海道	7.2	35.2	43.8
青森	8.4	28.0	38.1
岩手	6.9	26.9	36.2
宮城	5.7	25.3	32.2
秋田	8.8	27.4	37.9
山形	7.8	28.6	41.5
福島	4.6	30.3	36.1
茨城	5.5	24.3	30.6
栃木	5.5	23.6	30.3
群馬	7.0	27.9	36.5
埼玉	3.8	21.2	25.6
千葉	6.1	22.8	30.2
東京都	5.8	23.4	30.4
神奈川	5.1	21.0	27.2
新潟	5.1	25.8	31.8
富山	5.0	27.3	32.9
石川	5.3	29.2	35.5
福井	4.3	34.9	40.0
山梨	3.7	26.6	31.3
長野	4.3	22.0	27.5
岐阜	4.1	22.0	26.8
静岡	4.5	18.7	24.5
愛知	5.3	18.6	25.0
三重	4.1	20.6	25.6
滋賀	2.6	23.1	26.7
京都	4.3	19.1	24.3
大阪	4.4	22.3	27.4
兵庫	3.8	23.3	27.8
奈良	2.6	19.0	22.2
和歌山	4.1	27.1	31.7
鳥取	6.0	29.0	36.9
島根	4.6	23.2	28.2
岡山	3.5	24.1	28.6
広島	4.6	24.8	30.3
山口	4.2	33.8	38.6
徳島	4.4	28.7	34.3
香川	5.0	22.5	28.5
愛媛	4.2	22.6	27.7
高知	4.8	28.2	33.6
福岡	5.1	23.8	29.9
佐賀	2.5	22.8	25.9
長崎	5.5	29.2	35.6
熊本	4.7	24.7	30.4
大分	5.4	28.3	34.7
宮崎	5.3	32.2	38.2
鹿児島	4.9	23.5	29.1
沖縄	5.2	20.3	27.0

2. 2023年度 ホスピス緩和ケア週間

安部奈津子

(日本ホスピス緩和ケア協会 事務局)

日本ホスピス緩和ケア協会では,「世界ホスピス緩和ケアデー (World Hospice and Palliative Care Day)」を最終日とした1週間 (2023年度は10月8〜14日) を「ホスピス緩和ケア週間」とし,緩和ケアの啓発普及活動に取り組んでいる。

第18回目となった本年も,引き続き動画による啓発普及活動を行うこととし,主催の3団体 (日本ホスピス緩和ケア協会,日本緩和医療学会,日本死の臨床研究会) に加え,緩和ケア関連16団体にチラシ (図1) を配信し,今年度のテーマである「緩和ケアとともに思いやりのある地域社会を創る」に関連した活動の動画や,ホスピス緩和ケアをテーマにした動画を募集した。全国各地

の施設・団体より,パネル展示や講演会の様子,コンサート (Voices for Hospices),地域のがん体験者や住民を対象とした活動の紹介など,24の動画が寄せられた。今回は例年のような活動紹介の動画に加え,演奏会や講演会など対面のイベントを開催し,その様子を撮影した動画の登録も複数あった (表1)。

動画はYouTubeに開設した「ホスピス緩和ケア週間チャンネル」で公開し,2023年9月から2023年12月末までに延べ3,500回の動画再生があった (図2)。また,日本ホスピス緩和ケア協会に加盟する施設の病棟案内や活動紹介などの動画については,ウェブサイトの会員名簿からリン

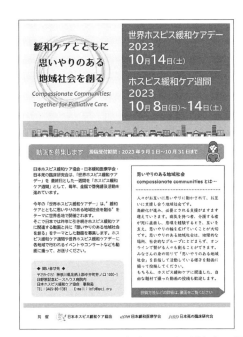
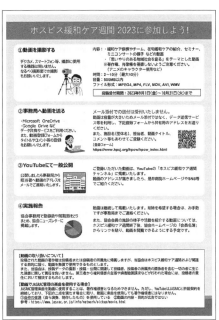

図1 2023年度ホスピス緩和ケア週間 動画募集チラシ (表面・裏面)

表1　動画の内容（1動画に複数のテーマがある場合は各々にカウント）

	2020年	2021年	2022年	2023年
施設紹介・緩和ケア病棟紹介	19	24	15	6
緩和ケアチーム・外来・在宅支援の様子	0	2	5	6
シンポジウム・研究会（オンライン・対面）	2	0	2	6
演奏会の開催・合唱・作曲	1	2	2	4
ボランティア活動紹介	2	0	0	4
患者・家族のインタビュー・メッセージ紹介	2	1	1	0
パネル展示	0	0	1	3
その他	1	1	1	1
合　計	27	30	27	30

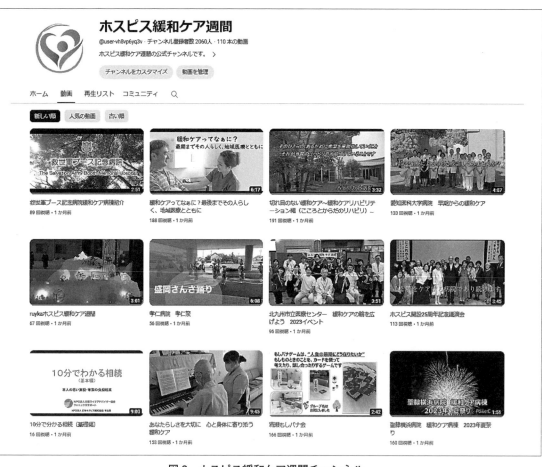

図2　ホスピス緩和ケア週間チャンネル

クを貼り，利用を検討している方が直ぐに動画へアクセスできるようにしている。

2024年度の世界ホスピス緩和ケアデーは，10月12日に予定されており，10月6～12日をホスピス緩和ケア週間として実施する予定である。

3. 緩和ケア関連の資料

A. がん診療連携拠点病院等指定一覧

〔PCU：緩和ケア病棟入院料届出受理施設，PCT：緩和ケア診療加算届出受理施設，
協会会員：日本ホスピス緩和ケア協会会員施設〕（2024 年 1 月 23 日現在）

【都道府県がん診療連携拠点病院】

No	都道府県名	PCU	PCT	協会会員	医療機関名
1	北海道	○	○	○	北海道がんセンター
2	青森県		○		青森県立中央病院
3	岩手県	○	○	○	岩手医科大学附属病院
4	宮城県	○	○	○	宮城県立がんセンター
5		○	○	○	東北大学病院
6	秋田県		○		秋田大学医学部附属病院
7	福島県	○	○		公立大学法人福島県立医科大学附属病院
8	茨城県	○	○	○	茨城県立中央病院
9	栃木県	○	○	○	栃木県立がんセンター
10	群馬県		○		群馬大学医学部附属病院
11	埼玉県	○	○		埼玉県立がんセンター
12	千葉県	○	○	○	千葉県がんセンター
13	東京都	○	○	○	地方独立行政法人東京都立病院機構東京都立駒込病院
14		○	○	○	がん研究会 有明病院
15	神奈川県	○	○	○	神奈川県立がんセンター
16	新潟県	○	○	○	新潟県立がんセンター新潟病院
17	富山県	○	○	○	富山県立中央病院
18	石川県		○		金沢大学附属病院
19	福井県	○	○	○	福井県立病院
20	山梨県	○	○	○	山梨県立中央病院
21	長野県		○	○	国立大学法人 信州大学医学部附属病院
22	岐阜県		○		岐阜大学医学部附属病院
23	静岡県	○	○	○	静岡県立静岡がんセンター
24	愛知県		○		愛知県がんセンター
25	三重県		○		三重大学医学部附属病院
26	京都府		○	○	京都大学医学部附属病院
27		○	○		京都府立医科大学附属病院
28	大阪府		○		大阪国際がんセンター

No	都道府県名	PCU	PCT	協会会員	医療機関名
29	兵庫県		○	○	兵庫県立がんセンター
30	奈良県		○		奈良県立医科大学附属病院
31	和歌山県		○	○	和歌山県立医科大学附属病院
32	鳥取県		○		鳥取大学医学部附属病院
33	島根県	○	○	○	島根大学医学部附属病院
34	岡山県		○		岡山大学病院
35	広島県		○		広島大学病院
36	山口県		○		山口大学医学部附属病院
37	徳島県		○		徳島大学病院
38	香川県		○		香川大学医学部附属病院
39	高知県		○	○	高知大学医学部附属病院
40	福岡県		○		独立行政法人国立病院機構九州がんセンター
41			○	○	九州大学病院
42	佐賀県		○		佐賀大学医学部附属病院
43	長崎県		○		長崎大学病院
44	熊本県		○	○	熊本大学病院
45	大分県		○		大分大学医学部附属病院
46	宮崎県		○		宮崎大学医学部附属病院
47	鹿児島県		○		鹿児島大学病院
48	沖縄県		○		琉球大学病院
	計	19	48	24	48 病院

【都道府県がん診療連携拠点病院 (特例型)】

No	都道府県名	PCU	PCT	協会会員	医療機関名
1	山形県	○		○	山形県立中央病院
2	滋賀県	○		○	滋賀県立総合病院
3	愛媛県	○	○	○	四国がんセンター
	計	3	1	3	3 病院

【地域がん診療連携拠点病院】

No	都道府県名	PCU	PCT	協会会員	医療機関名
1	北海道		○	○	市立函館病院
2			○		函館五稜郭病院
3			○	○	市立札幌病院
4		○	○	○	札幌厚生病院
5		○	○	○	恵佑会札幌病院
6		○	○	○	KKR 札幌医療センター
7			○	○	手稲渓仁会病院
8			○		北海道大学病院
9			○		札幌医科大学附属病院
10			○		小樽市立病院
11			○		砂川市立病院
12		○		○	日鋼記念病院
13		○	○	○	旭川厚生病院
14			○		市立旭川病院
15			○		旭川医科大学病院
16		○	○	○	北見赤十字病院
17		○	○	○	市立釧路総合病院
18		○	○	○	釧路労災病院
19	青森県		○		弘前大学医学部附属病院
20		○	○	○	八戸市立市民病院
21	岩手県		○	○	岩手県立中央病院
22		○		○	岩手県立磐井病院
23	宮城県		○	○	仙台医療センター
24			○	○	東北労災病院
25			○		東北医科薬科大学病院
26			○		大崎市民病院
27					石巻赤十字病院
28	秋田県				秋田赤十字病院
29	山形県				山形市立病院済生館
30			○		山形大学医学部附属病院
31			○		公立置賜総合病院
32			○		日本海総合病院
33	福島県				一般財団法人太田綜合病院附属太田西ノ内病院
34			○		一般財団法人脳神経疾患研究所附属総合南東北病院
35					福島県厚生農業協同組合連合会白河厚生総合病院
36		○	○	○	一般財団法人竹田健康財団竹田綜合病院
37		○	○		いわき市医療センター
38	茨城県	○	○		水戸医療センター
39			○		株式会社日立製作所日立総合病院
40					株式会社日立製作所ひたちなか総合病院
41		○		○	総合病院　土浦協同病院
42		○	○	○	筑波メディカルセンター病院
43			○	○	筑波大学附属病院
44			○		東京医科大学茨城医療センター
45		○		○	友愛記念病院
46	栃木県	○	○	○	栃木県済生会宇都宮病院
47		○	○	○	自治医科大学附属病院

No	都道府県名	PCU	PCT	協会会員	医療機関名
48	栃木県		○		獨協医科大学病院
49		○		○	那須赤十字病院
50			○	○	足利赤十字病院
51	群馬県		○	○	前橋赤十字病院
52			○		高崎総合医療センター
53		○	○	○	渋川医療センター
54		○	○	○	公立富岡総合病院
55		○		○	伊勢崎市民病院
56					桐生厚生総合病院
57		○		○	群馬県立がんセンター
58	埼玉県		○		春日部市立医療センター
59			○		獨協医科大学埼玉医療センター
60			○	○	さいたま赤十字病院
61		○	○		さいたま市立病院
62		○	○	○	医療法人社団愛友会上尾中央総合病院
63			○		埼玉県済生会川口総合病院
64			○		川口市立医療センター
65		○	○	○	戸田中央総合病院
66			○		埼玉医科大学総合医療センター
67		○	○	○	国立病院機構埼玉病院
68			○		埼玉医科大学国際医療センター
69	千葉県		○		千葉大学医学部附属病院
70		○	○		千葉医療センター
71		○	○		船橋市立医療センター
72			○		東京歯科大学市川総合病院
73		○	○		順天堂大学医学部附属浦安病院
74			○		東京慈恵会医科大学附属柏病院
75					松戸市立総合医療センター
76			○		日本医科大学千葉北総病院
77			○		成田赤十字病院
78		○	○	○	総合病院国保旭中央病院
79			○	○	亀田総合病院
80		○	○	○	国保直営総合病院　君津中央病院
81		○	○	○	独立行政法人　労働者健康安全機構千葉労災病院
82	東京都		○		東京大学医学部附属病院
83			○		日本医科大学付属病院
84		○	○	○	聖路加国際病院
85			○	○	順天堂大学医学部附属順天堂医院
86			○		東京慈恵会医科大学附属病院
87			○		虎の門病院
88		○	○	○	東京医科歯科大学病院
89			○		東京都立墨東病院
90		○	○	○	NTT東日本関東病院
91			○	○	昭和大学病院
92			○	○	東邦大学医療センター大森病院
93		○	○	○	日本赤十字社医療センター
94			○		独立行政法人国立病院機構東京医療センター
95			○		慶應義塾大学病院
96			○		東京医科大学病院

No	都道府県名	PCU	PCT	協会会員	医療機関名
97	東京都		○		国立国際医療研究センター病院
98			○		日本大学医学部附属板橋病院
99			○	○	帝京大学医学部附属病院
100					青梅市立総合病院
101			○		東海大学医学部付属八王子病院
102			○		東京医科大学八王子医療センター
103			○		独立行政法人国立病院機構災害医療センター
104			○		武蔵野赤十字病院
105			○		杏林大学医学部附属病院
106			○	○	地方独立行政法人東京都立病院機構東京都立多摩総合医療センター
107			○		公立昭和病院
108	神奈川県		○		独立行政法人労働者健康安全機構横浜労災病院
109		○	○	○	昭和大学横浜市北部病院
110			○		昭和大学藤が丘病院
111			○		済生会横浜市東部病院
112		○	○	○	横浜市立市民病院
113			○		横浜市立大学附属病院
114			○		横浜市立大学附属市民総合医療センター
115		○	○	○	横浜市立みなと赤十字病院
116			○	○	聖マリアンナ医科大学病院
117		○	○		新百合ヶ丘総合病院
118		○	○	○	川崎市立井田病院
119			○		関東労災病院
120			○		川崎市立川崎病院
121		○	○		神奈川県厚生農業協同組合連合会相模原協同病院
122			○		北里大学病院
123			○		湘南鎌倉総合病院
124			○		横須賀共済病院
125			○		藤沢市民病院
126			○	○	東海大学医学部付属病院
127			○		大和市立病院
128			○	○	小田原市立病院
129	新潟県		○		新潟県立新発田病院
130			○		新潟市民病院
131			○		新潟大学医歯学総合病院
132					長岡中央綜合病院
133		○	○		長岡赤十字病院
134			○		魚沼基幹病院
135					新潟県立中央病院
136	富山県		○		富山大学附属病院
137		○	○		厚生連高岡病院
138			○		市立砺波総合病院
139	石川県		○		金沢医療センター
140			○		石川県立中央病院
141			○		金沢医科大学病院
142	福井県		○		福井大学医学部附属病院
143		○	○	○	福井県済生会病院
144		○	○	○	福井赤十字病院
145			○		市立敦賀病院

No	都道府県名	PCU	PCT	協会会員	医療機関名
146	山梨県		○	○	山梨大学医学部附属病院
147	長野県		○		長野県厚生農業協同組合連合会佐久総合病院佐久医療センター
148			○	○	諏訪赤十字病院
149					伊那中央病院
150			○		飯田市立病院
151			○	○	社会医療法人財団慈泉会　相澤病院
152			○		長野赤十字病院
153			○	○	長野市民病院
154	岐阜県		○		岐阜県総合医療センター
155			○		岐阜市民病院
156			○		大垣市民病院
157		○	○	○	中濃厚生病院
158			○		中部国際医療センター
159		○	○	○	岐阜県立多治見病院
160			○		高山赤十字病院
161	静岡県		○		順天堂大学医学部附属静岡病院
162					富士市立中央病院
163			○	○	静岡県立総合病院
164			○		静岡市立静岡病院
165			○		藤枝市立総合病院
166			○		磐田市立総合病院
167					中東遠総合医療センター
168		○	○	○	総合病院　聖隷三方原病院
169			○		総合病院　聖隷浜松病院
170			○		浜松医療センター
171			○		浜松医科大学医学部附属病院
172	愛知県		○		独立行政法人国立病院機構　名古屋医療センター
173			○		名古屋大学医学部附属病院
174			○		独立行政法人地域医療機能推進機構　中京病院
175			○		名古屋市立大学病院
176		○	○	○	日本赤十字社愛知医療センター名古屋第一病院
177			○		日本赤十字社愛知医療センター名古屋第二病院
178			○		名古屋市立大学医学部附属西部医療センター
179					半田市立半田病院
180		○	○	○	愛知県厚生農業協同組合連合会海南病院
181			○		公立陶生病院
182		○	○	○	藤田医科大学病院
183			○		愛知医科大学病院
184		○	○	○	一宮市立市民病院
185		○	○	○	小牧市民病院
186		○	○		愛知県厚生農業協同組合連合会豊田厚生病院
187		○	○	○	岡崎市民病院
188		○	○	○	愛知県厚生農業協同組合連合会安城更生病院
189			○		豊橋市民病院
190	三重県	○	○	○	鈴鹿中央総合病院
191					市立四日市病院
192			○	○	伊勢赤十字病院
193			○		松阪中央総合病院
194	滋賀県		○		大津赤十字病院

No	都道府県名	PCU	PCT	協会会員	医療機関名
195	滋賀県		○		滋賀医科大学医学部附属病院
196		○		○	公立甲賀病院
197					市立長浜病院
198	京都府				京都府立医科大学附属北部医療センター
199					市立福知山市民病院
200		○	○	○	社会福祉法人京都社会事業財団京都桂病院
201		○	○	○	京都市立病院
202		○			京都第一赤十字病院
203			○		京都第二赤十字病院
204		○	○		京都医療センター
205			○		京都岡本記念病院
206		○	○	○	宇治徳洲会病院
207	大阪府		○		大阪大学医学部附属病院
208			○		市立豊中病院
209			○		大阪医科薬科大学病院
210			○		関西医科大学附属病院
211		○	○	○	地方独立行政法人市立東大阪医療センター
212			○		八尾市立病院
213			○		近畿大学病院
214		○			独立行政法人国立病院機構大阪南医療センター
215			○		大阪労災病院
216			○		堺市立総合医療センター
217		○	○	○	市立岸和田市民病院
218		○	○	○	和泉市立総合医療センター
219			○		大阪公立大学医学部附属病院
220		○	○		大阪市立総合医療センター
221		○	○		大阪赤十字病院
222			○		独立行政法人国立病院機構大阪医療センター
223			○	○	大阪急性期・総合医療センター
224	兵庫県		○	○	神戸大学医学部附属病院
225			○		神戸市立医療センター中央市民病院
226			○		神戸市立西神戸医療センター
227			○		社会医療法人神鋼記念会　神鋼記念病院
228			○		独立行政法人労働者健康安全機構　関西労災病院
229			○		兵庫医科大学病院
230			○		兵庫県立尼崎総合医療センター
231			○		公立学校共済組合近畿中央病院
232			○		市立伊丹病院
233			○		地方独立行政法人加古川市民病院機構加古川中央市民病院
234		○	○	○	北播磨総合医療センター
235			○		姫路赤十字病院
236		○			独立行政法人国立病院機構姫路医療センター
237					公立豊岡病院組合立豊岡病院
238			○		兵庫県立淡路医療センター
239	奈良県				市立奈良病院
240			○		奈良県総合医療センター
241		○			天理よろづ相談所病院
242			○		近畿大学奈良病院
243	和歌山県	○	○		日本赤十字社和歌山医療センター

No	都道府県名	PCU	PCT	協会会員	医療機関名
244	和歌山県				橋本市民病院
245					紀南病院
246		○	○	○	南和歌山医療センター
247	鳥取県	○			鳥取県立中央病院
248					鳥取県立厚生病院
249	島根県	○	○	○	松江市立病院
250			○		松江赤十字病院
251			○		島根県立中央病院
252		○		○	浜田医療センター
253	岡山県	○	○	○	岡山済生会総合病院
254		○	○	○	岡山赤十字病院
255			○		独立行政法人国立病院機構　岡山医療センター
256		○	○	○	倉敷中央病院
257		○	○		川崎医科大学附属病院
258	広島県	○	○	○	県立広島病院
259			○		広島市立広島市民病院
260		○	○		広島赤十字・原爆病院
261					地方独立行政法人広島市立病院機構広島市立北部医療センター安佐市民病院
262					廣島総合病院
263		○	○	○	呉医療センター
264			○		東広島医療センター
265					広島県厚生農業協同組合連合会　尾道総合病院
266			○		独立行政法人　国立病院機構　福山医療センター
267		○	○	○	福山市民病院
268					市立三次中央病院
269	山口県	○		○	岩国医療センター
270		○		○	徳山中央病院
271			○		山口県立総合医療センター
272					山口県済生会下関総合病院
273	徳島県		○		徳島県立中央病院
274		○	○	○	徳島市民病院
275			○		徳島赤十字病院
276	香川県	○	○	○	香川県立中央病院
277			○		高松赤十字病院
278			○		香川労災病院
279				○	三豊総合病院
280	愛媛県	○		○	住友別子病院
281		○		○	社会福祉法人恩賜財団済生会今治病院
282			○		愛媛県立中央病院
283			○		松山赤十字病院
284				○	市立宇和島病院
285	高知県		○	○	高知県・高知市病院企業団立高知医療センター
286					高知県立幡多けんみん病院
287	福岡県		○		独立行政法人国立病院機構九州医療センター
288			○		福岡県済生会福岡総合病院
289			○		福岡大学病院
290			○		国家公務員共済組合連合会浜の町病院

No	都道府県名	PCU	PCT	協会会員	医療機関名
291	福岡県	○	○		九州中央病院
292			○		原三信病院
293			○		福岡赤十字病院
294			○		社会医療法人財団池友会福岡和白病院
295			○		福岡東医療センター
296			○	○	久留米大学病院
297		○	○	○	社会医療法人雪の聖母会聖マリア病院
298					公立八女総合病院
299					大牟田市立病院
300		○	○	○	飯塚病院
301					社会保険田川病院
302		○	○	○	北九州市立医療センター
303		○	○	○	九州病院
304			○		産業医科大学病院
305			○		社会医療法人共愛会戸畑共立病院
306			○		九州労災病院
307	佐賀県	○	○	○	地方独立行政法人佐賀県医療センター好生館
308					唐津赤十字病院
309		○			独立行政法人国立病院機構嬉野医療センター
310	長崎県		○		長崎みなとメディカルセンター
311		○			日本赤十字社長崎原爆病院
312			○		佐世保市総合医療センター
313			○		長崎医療センター
314					長崎県島原病院
315	熊本県				熊本赤十字病院
316			○		熊本医療センター
317			○		済生会熊本病院
318					荒尾市民病院
319					熊本労災病院
320	大分県		○		別府医療センター
321		○			中津市立中津市民病院
322					大分赤十字病院
323			○		大分県立病院
324	宮崎県		○		宮崎県立宮崎病院
325					都城医療センター
326	鹿児島県		○		独立行政法人国立病院機構鹿児島医療センター
327			○		公益社団法人昭和会　いまきいれ総合病院
328			○		鹿児島市立病院
329					社会福祉法人恩賜財団済生会川内病院
330	沖縄県		○		沖縄県立中部病院
331			○		地方独立行政法人那覇市立病院
	計	102	267	112	331 病院

【国立がん研究センター】

No	都道府県名	PCU	PCT	協会会員	医療機関名
1			○		国立研究開発法人　国立がん研究センター中央病院
2		○	○	○	国立研究開発法人　国立がん研究センター東病院
計		1	2	1	2病院

【地域がん診療連携拠点病院（特例型）】

No	都道府県名	PCU	PCT	協会会員	医療機関名
1	北海道				王子総合病院
2		○	○		ＪＡ北海道厚生連　帯広厚生病院
3	岩手県	○		○	岩手県立中部病院
4					岩手県立胆沢病院
5			○		岩手県立大船渡病院
6					岩手県立釜石病院
7					岩手県立宮古病院
8					岩手県立久慈病院
9					岩手県立二戸病院
10	秋田県				秋田厚生医療センター
11	山形県				山形県立新庄病院
12	群馬県				公立藤岡総合病院
13	埼玉県		○		自治医科大学附属さいたま医療センター
14		○	○		深谷赤十字病院
15	富山県		○		黒部市民病院
16	石川県	○	○	○	国民健康保険小松市民病院
17	滋賀県	○		○	彦根市立病院
18	兵庫県	○		○	兵庫県立丹波医療センター
19	和歌山県				公立那賀病院
20	岡山県	○			津山中央病院
21	山口県				山口県厚生農業協同組合連合会周東総合病院
22	愛媛県		○		愛媛大学医学部附属病院
23	熊本県	○			人吉医療センター
24	大分県	○		○	大分県済生会日田病院
計		9	7	5	24　病院

【特定領域がん診療連携拠点病院】

No	都道府県名	PCU	PCT	協会会員	医療機関名
1	鹿児島県	○	○	○	社会医療法人博愛会相良病院
計		1	1	1	1病院

【地域がん診療病院】

No.	都道府県名	PCU	PCT	協会会員	医療機関名	グループ指定先医療機関名
1	北海道				北海道中央労災病院	北海道がんセンター
2	青森県		○		十和田市立中央病院	青森県立中央病院
3			○		むつ総合病院	青森県立中央病院
4	宮城県	○		○	みやぎ県南中核病院	東北大学病院，宮城県立がんセンター
5	秋田県		○		大館市立総合病院	秋田大学医学部附属病院
6					北秋田市民病院	秋田厚生医療センター
7					能代厚生医療センター	秋田厚生医療センター
8		○		○	大曲厚生医療センター	秋田厚生医療センター
9					雄勝中央病院	秋田厚生医療センター
10	茨城県				小山記念病院	茨城県立中央病院，水戸医療センター
11	栃木県				芳賀赤十字病院	自治医科大学附属病院
12			○		上都賀総合病院	栃木県立がんセンター
13	千葉県	○		○	さんむ医療センター	千葉県がんセンター，総合病院国保旭中央病院
14	東京都		○		東京女子医科大学附属足立医療センター	東京都立駒込病院
15	新潟県				佐渡総合病院	新潟大学医歯学総合病院，新潟県立がんセンター新潟病院
16	山梨県				山梨厚生病院	山梨県立中央病院
17					国民健康保険　富士吉田市立病院	山梨大学医学部附属病院
18	長野県				独立行政法人国立病院機構　信州上田医療センター	国立大学法人　信州大学医学部附属病院
19			○		長野県厚生農業協同組合連合会北アルプス医療センターあづみ病院	国立大学法人　信州大学医学部附属病院
20			○		長野県厚生農業協同組合連合会北信総合病院	長野赤十字病院
21	静岡県				国際医療福祉大学熱海病院	静岡県立静岡がんセンター
22	滋賀県				高島市民病院	大津赤十字病院
23	京都府		○		京都中部総合医療センター	京都府立医科大学附属病院
24					京都山城総合医療センター	京都府立医科大学附属病院
25	兵庫県				赤穂市民病院	地方独立行政法人加古川市民病院機構　加古川中央市民病院
26	奈良県				南奈良総合医療センター	奈良県立医科大学附属病院
27	岡山県				金田病院	岡山医療センター，津山中央病院
28	山口県				都志見病院	山口大学医学部附属病院
29					山口県厚生農業協同組合連合会長門総合病院	山口大学医学部附属病院
30	徳島県	○	○	○	徳島県立三好病院	徳島県立中央病院
31	福岡県		○		福岡大学筑紫病院	福岡大学病院
32		○		○	朝倉医師会病院	久留米大学病院
33	鹿児島県				鹿児島県立薩南病院	鹿児島大学病院
34		○		○	出水郡医師会広域医療センター	済生会川内病院
35		○		○	独立行政法人国立病院機構南九州病院	鹿児島医療センター
36		○		○	霧島市立医師会医療センター	鹿児島大学病院
37					県民健康プラザ鹿屋医療センター	鹿児島大学病院
38					社会医療法人 義順顕彰会 種子島医療センター	鹿児島大学病院

117

No.	都道府県名	PCU	PCT	協会会員	医療機関名	グループ指定先医療機関名
39	鹿児島県				鹿児島県立大島病院	鹿児島大学病院
40	沖縄県				北部地区医師会病院	琉球大学病院
41			○		沖縄県立宮古病院	沖縄県立中部病院
	計	8	11	8	41 病院	

【地域がん診療病院（特例型)】

No.	都道府県名	PCU	PCT	協会会員	医療機関名	グループ指定先医療機関名
1	秋田県				由利組合総合病院	秋田赤十字病院
2					平鹿総合病院	秋田厚生医療センター
3	長野県				長野県立木曽病院	国立大学法人　信州大学医学部附属病院
4	岡山県				高梁中央病院	川崎医科大学附属病院，岡山大学病院
5	高知県				高知県立あき総合病院	高知大学医学部附属病院
6	沖縄県		○		沖縄県立八重山病院	沖縄県立中部病院
	計	0	1	0	6 病院	

（参考：厚生労働省ウェブサイト〔https://www.mhlw.go.jp/content/001119147.pdf〕がん診療連携拠点病院等の一覧表（令和5年4月1日現在))

B．緩和ケア診療加算届出受理施設一覧

〔拠点病院：がん診療連携拠点病院等，算定開始日については厚生局の掲載による〕

都道府県	数	拠点病院	施　設　名	算定開始日
北海道	29	○	ＪＡ北海道厚生連　札幌厚生病院	2020 年 4 月 1 日
		○	市立札幌病院	2023 年 10 月 1 日
		○	札幌医科大学附属病院	2011 年 8 月 1 日
			天使病院	2019 年 3 月 1 日
		○	ＫＫＲ札幌医療センター	2020 年 6 月 1 日
			医療法人　東札幌病院	2023 年 3 月 1 日
			社会医療法人　北楡会　札幌北楡病院	2019 年 12 月 1 日
		○	手稲渓仁会病院	2014 年 5 月 1 日
		○	社会医療法人恵佑会札幌病院	2022 年 9 月 1 日
			国家公務員共済組合連合会　斗南病院	2021 年 7 月 1 日
		○	社会福祉法人　函館厚生院　函館五稜郭病院	2018 年 10 月 1 日
			函館中央病院	2020 年 9 月 1 日
		○	市立函館病院	2018 年 6 月 1 日
			社会福祉法人恩賜財団済生会支部　北海道済生会小樽病院	2020 年 4 月 1 日
		○	小樽市立病院	2019 年 3 月 1 日
		○	市立旭川病院	2020 年 5 月 1 日
		○	ＪＡ北海道厚生連　旭川厚生病院	2019 年 11 月 1 日
			市立室蘭総合病院	2018 年 4 月 1 日
		○	独立行政法人労働者健康安全機構　釧路労災病院	2019 年 9 月 1 日
		○	市立釧路総合病院	2018 年 12 月 1 日
		○	ＪＡ北海道厚生連　帯広厚生病院	2022 年 7 月 1 日
		○	北見赤十字病院	2018 年 10 月 1 日
			広域紋別病院	2023 年 3 月 1 日
			岩見沢市立総合病院	2019 年 6 月 1 日
		○	砂川市立病院	2015 年 4 月 1 日
		○	北海道大学病院	2016 年 11 月 1 日
		○	独立行政法人国立病院機構　北海道がんセンター	2012 年 4 月 1 日
			独立行政法人国立病院機構　北海道医療センター	2019 年 1 月 1 日
		○	旭川医科大学病院	2020 年 4 月 1 日
青森県	6	○	青森県立中央病院	2020 年 9 月 1 日
			あおもり協立病院	2021 年 4 月 1 日
		○	八戸市立市民病院	2011 年 1 月 1 日
		○	十和田市立中央病院	2021 年 9 月 1 日
		○	むつ総合病院	2022 年 4 月 1 日
		○	弘前大学医学部附属病院	2018 年 4 月 1 日
岩手県	4	○	岩手県立中央病院	2020 年 4 月 1 日
			盛岡友愛病院	2020 年 10 月 1 日
		○	岩手県立大船渡病院	2019 年 11 月 1 日
		○	岩手医科大学附属病院	2019 年 9 月 21 日
宮城県	8	○	宮城県立がんセンター	2019 年 5 月 1 日
		○	大崎市民病院	2020 年 5 月 1 日
		○	独立行政法人労働者健康安全機構東北労災病院	2018 年 9 月 1 日
		○	東北医科薬科大学病院	2020 年 4 月 1 日
			仙台赤十字病院	2022 年 11 月 1 日
			仙台市立病院	2022 年 7 月 1 日
		○	東北大学病院	2017 年 5 月 1 日
		○	独立行政法人国立病院機構仙台医療センター	2019 年 5 月 1 日
秋田県	2	○	大館市立総合病院	2018 年 8 月 1 日

都道府県	数	拠点病院	施 設 名	算定開始日
秋田県		○	秋田大学医学部附属病院	2022 年 8 月 1 日
山形県	3	○	日本海総合病院	2011 年 7 月 1 日
		○	公立置賜総合病院	2018 年 6 月 1 日
		○	国立大学法人山形大学医学部附属病院	2009 年 6 月 1 日
福島県	7	○	公立大学法人福島県立医科大学附属病院	2014 年 4 月 1 日
			福島赤十字病院	2021 年 12 月 1 日
		○	竹田綜合病院	2021 年 6 月 1 日
			会津中央病院	2023 年 4 月 1 日
		○	一般財団法人　脳神経疾患研究所附属総合南東北病院	2021 年 1 月 1 日
			公益財団法人　星総合病院	2020 年 4 月 1 日
		○	いわき市医療センター	2019 年 2 月 1 日
茨城県	7	○	株式会社　日立製作所　日立総合病院	2019 年 5 月 1 日
		○	茨城県立中央病院	2020 年 4 月 1 日
		○	公益財団法人　筑波メディカルセンター　筑波メディカルセンター病院	2020 年 10 月 1 日
			医療法人　博仁会　志村大宮病院	2021 年 7 月 1 日
		○	独立行政法人国立病院機構水戸医療センター	2018 年 4 月 1 日
		○	東京医科大学茨城医療センター	2020 年 5 月 1 日
		○	筑波大学附属病院	2008 年 4 月 1 日
栃木県	8	○	栃木県立がんセンター	2023 年 8 月 1 日
			佐野厚生総合病院	2018 年 4 月 1 日
		○	上都賀総合病院	2020 年 4 月 1 日
		○	日本赤十字社栃木県支部足利赤十字病院	2018 年 4 月 1 日
		○	自治医科大学附属病院	2012 年 4 月 1 日
		○	獨協医科大学病院	2010 年 2 月 1 日
		○	済生会宇都宮病院	2018 年 4 月 1 日
			独立行政法人国立病院機構栃木医療センター	2023 年 4 月 1 日
群馬県	5	○	前橋赤十字病院	2018 年 6 月 1 日
		○	公立富岡総合病院	2018 年 7 月 1 日
		○	国立大学法人群馬大学医学部附属病院	2018 年 4 月 1 日
		○	独立行政法人国立病院機構高崎総合医療センター	2012 年 6 月 1 日
		○	独立行政法人国立病院機構　渋川医療センター	2016 年 3 月 26 日
埼玉県	26		独立行政法人地域医療機能推進機構　埼玉メディカルセンター	2019 年 4 月 1 日
		○	社会福祉法人　恩賜財団　済生会支部　埼玉県　済生会　川口総合病院	2018 年 5 月 1 日
			埼玉協同病院	2021 年 6 月 1 日
		○	川口市立医療センター	2020 年 7 月 1 日
		○	自治医科大学附属さいたま医療センター	2018 年 4 月 1 日
		○	埼玉医科大学　総合医療センター	2017 年 8 月 1 日
		○	春日部市立医療センター	2018 年 7 月 1 日
		○	学校法人　獨協学園　獨協医科大学埼玉医療センター	2018 年 4 月 1 日
		○	埼玉県立がんセンター	2023 年 8 月 1 日
		○	医療法人社団　愛友会　上尾中央総合病院	2019 年 10 月 1 日
		○	医療法人社団　東光会　戸田中央総合病院	2022 年 10 月 1 日
			医療法人社団　武蔵野会　TMGあさか医療センター	2020 年 4 月 1 日
			社会福祉法人　埼玉医療福祉会　丸木記念福祉メディカルセンター	2020 年 4 月 1 日
			埼玉医科大学病院	2018 年 11 月 1 日
			社会医療法人財団　石心会　埼玉石心会病院	2023 年 1 月 1 日
			小川赤十字病院	2018 年 6 月 1 日
			医療法人徳洲会　羽生総合病院	2022 年 7 月 1 日
		○	深谷赤十字病院	2019 年 5 月 1 日
			学校法人　北里研究所　北里大学メディカルセンター	2018 年 9 月 1 日
		○	埼玉医科大学国際医療センター	2017 年 5 月 1 日

都道府県	数	拠点病院	施 設 名	算定開始日
埼玉県		◯	さいたま市立病院	2018 年 4 月 1 日
			社会医療法人　さいたま市民医療センター　さいたま市民医療センター	2020 年 4 月 1 日
		◯	さいたま赤十字病院	2017 年 1 月 1 日
			埼玉県立小児医療センター	2021 年 4 月 1 日
		◯	独立行政法人　国立病院機構　埼玉病院	2018 年 8 月 1 日
			防衛医科大学校病院	2015 年 8 月 1 日
千葉県	22	◯	千葉県がんセンター	2020 年 11 月 1 日
			社会福祉法人恩賜財団済生会支部千葉県済生会　千葉県済生会　習志野病院	2018 年 11 月 1 日
		◯	独立行政法人　労働者健康安全機構　千葉労災病院	2018 年 9 月 1 日
			帝京大学ちば総合医療センター	2023 年 11 月 1 日
		◯	国保直営総合病院　君津中央病院	2023 年 5 月 1 日
		◯	総合病院国保旭中央病院	2020 年 4 月 1 日
		◯	学校法人順天堂　順天堂大学医学部附属浦安病院	2017 年 12 月 1 日
		◯	東京慈恵会医科大学附属柏病院	2010 年 4 月 1 日
			医療法人財団　東京勤労者医療会　東葛病院	2022 年 5 月 1 日
			医療法人財団明理会　新松戸中央総合病院	2018 年 5 月 1 日
			医療法人　徳洲会　千葉西総合病院	2017 年 6 月 1 日
		◯	東京歯科大学市川総合病院	2013 年 1 月 1 日
		◯	船橋市立医療センター	2018 年 9 月 1 日
			医療法人社団誠馨会　セコメディック病院	2018 年 11 月 1 日
		◯	医療法人鉄蕉会　亀田総合病院	2011 年 4 月 1 日
		◯	日本医科大学千葉北総病院	2008 年 4 月 1 日
			東邦大学医療センター佐倉病院	2019 年 9 月 1 日
		◯	日本赤十字社　成田赤十字病院	2010 年 4 月 1 日
			国際医療福祉大学成田病院	2022 年 4 月 1 日
		◯	独立行政法人国立病院機構　千葉医療センター	2017 年 2 月 1 日
		◯	国立研究開発法人国立がん研究センター東病院	2014 年 6 月 1 日
		◯	国立大学法人　千葉大学医学部附属病院	2013 年 5 月 1 日
東京都	69		社会福祉法人　三井記念病院	2019 年 10 月 1 日
			公益財団法人　佐々木研究所　附属杏雲堂病院	2020 年 8 月 1 日
			日本大学病院	2020 年 8 月 1 日
		◯	聖路加国際病院	2018 年 4 月 1 日
		◯	東京慈恵会医科大学附属病院	2017 年 7 月 1 日
		◯	虎の門病院	2018 年 4 月 1 日
			東京都済生会中央病院	2017 年 2 月 1 日
			社会福祉法人　聖母会　聖母病院	2020 年 5 月 1 日
		◯	東京医科大学病院	2016 年 7 月 1 日
			独立行政法人　地域医療機能推進機構　東京新宿メディカルセンター	2018 年 5 月 1 日
		◯	慶應義塾大学病院	2018 年 4 月 1 日
			独立行政法人　地域医療機能推進機構　東京山手メディカルセンター	2019 年 8 月 1 日
		◯	日本医科大学付属病院	2018 年 4 月 1 日
		◯	順天堂大学医学部附属　順天堂医院	2018 年 4 月 1 日
		◯	地方独立行政法人　東京都立病院機構　東京都立駒込病院	2022 年 7 月 1 日
			公益財団法人　ライフ・エクステンション研究所　付属　永寿総合病院	2017 年 4 月 1 日
		◯	地方独立行政法人　東京都立病院機構　東京都立墨東病院	2022 年 7 月 1 日
			社会医療法人社団　順江会　江東病院	2015 年 10 月 1 日
			順天堂大学医学部附属　順天堂東京江東高齢者医療センター	2018 年 4 月 1 日
		◯	公益財団法人　がん研究会　有明病院	2018 年 4 月 1 日
			昭和大学江東豊洲病院	2021 年 2 月 1 日
		◯	昭和大学病院	2017 年 4 月 1 日
		◯	ＮＴＴ東日本関東病院	2016 年 11 月 1 日
			社会医療法人社団　東京巨樹の会　東京品川病院	2022 年 11 月 1 日

都道府県	数	拠点病院	施設名	算定開始日
東京都			国家公務員共済組合連合会　東京共済病院	2023 年 2 月 1 日
			総合病院厚生中央病院	2018 年 9 月 1 日
			東邦大学医療センター大橋病院	2018 年 6 月 20 日
		○	東邦大学医療センター大森病院	2020 年 4 月 1 日
			東京労災病院	2022 年 4 月 1 日
			公立学校共済組合　関東中央病院	2018 年 7 月 1 日
		○	日本赤十字社医療センター	2016 年 7 月 1 日
			ＪＲ東京総合病院	2015 年 8 月 1 日
			一般財団法人　自警会　東京警察病院	2018 年 9 月 1 日
			地方独立行政法人　東京都立病院機構　東京都立大塚病院	2022 年 7 月 1 日
		○	日本大学医学部附属板橋病院	2017 年 10 月 1 日
			医療法人社団　明芳会　板橋中央総合病院	2018 年 8 月 1 日
		○	帝京大学医学部附属病院	2017 年 11 月 1 日
			東京都健康長寿医療センター	2020 年 4 月 1 日
			地方独立行政法人　東京都立病院機構　東京都立豊島病院	2022 年 7 月 1 日
			学校法人　順天堂　順天堂大学医学部附属練馬病院	2015 年 11 月 1 日
		○	東京女子医科大学附属足立医療センター	2022 年 1 月 1 日
			東京慈恵会医科大学葛飾医療センター	2018 年 4 月 1 日
			日本私立学校振興・共済事業団　東京臨海病院	2016 年 4 月 1 日
			地方独立行政法人　東京都立病院機構　東京都立多摩北部医療センター	2022 年 7 月 1 日
			市立青梅総合医療センター	2017 年 5 月 1 日
		○	東京医科大学八王子医療センター	2019 年 5 月 1 日
		○	東海大学医学部付属八王子病院	2016 年 7 月 1 日
			国家公務員共済組合連合会　立川病院	2020 年 9 月 1 日
			町田市民病院	2022 年 1 月 1 日
		○	武蔵野赤十字病院	2015 年 8 月 1 日
			日野市立病院	2022 年 7 月 1 日
		○	杏林大学医学部付属病院	2017 年 5 月 1 日
		○	地方独立行政法人　東京都立病院機構　東京都立多摩総合医療センター	2022 年 7 月 1 日
		○	公立昭和病院	2017 年 6 月 1 日
			公立福生病院	2021 年 11 月 1 日
			東京慈恵会医科大学附属第三病院	2017 年 5 月 1 日
			社会医療法人財団　大和会　東大和病院	2020 年 1 月 1 日
			日本医科大学多摩永山病院	2018 年 8 月 1 日
			公立阿伎留医療センター	2020 年 9 月 1 日
			地方独立行政法人　東京都立病院機構　東京都立荏原病院	2022 年 7 月 1 日
		○	国立研究開発法人　国立国際医療研究センター病院	2016 年 11 月 1 日
		○	独立行政法人　国立病院機構　東京医療センター	2015 年 5 月 1 日
			国立研究開発法人　国立成育医療研究センター	2017 年 5 月 1 日
		○	国立研究開発法人　国立がん研究センター中央病院	2021 年 7 月 1 日
		○	独立行政法人　国立病院機構　災害医療センター	2014 年 11 月 1 日
			独立行政法人　国立病院機構　東京病院	2019 年 12 月 1 日
		○	東京医科歯科大学病院	2020 年 4 月 1 日
		○	東京大学医学部附属病院	2017 年 10 月 1 日
			東京逓信病院	2023 年 4 月 1 日
神奈川県	37	○	社会福祉法人恩賜財団済生会支部神奈川県済生会　横浜市東部病院	2018 年 7 月 1 日
			一般財団法人　神奈川県警友会　けいゆう病院	2018 年 2 月 1 日
		○	公立大学法人　横浜市立大学附属市民総合医療センター	2014 年 8 月 1 日
			神奈川県立こども医療センター	2013 年 8 月 1 日
			国家公務員共済組合連合会　横浜南共済病院	2016 年 4 月 1 日
		○	公立大学法人　横浜市立大学附属病院	2011 年 4 月 1 日
		○	独立行政法人労働者健康安全機構　横浜労災病院	2010 年 8 月 1 日

都道府県	数	拠点病院	施　設　名	算定開始日
神奈川県		○	国家公務員共済組合連合会　横須賀共済病院	2017 年 5 月 1 日
			横須賀市立市民病院	2018 年 4 月 1 日
			横須賀市立うわまち病院	2018 年 7 月 1 日
			国家公務員共済組合連合会　平塚共済病院	2020 年 8 月 1 日
			平塚市民病院	2019 年 6 月 1 日
		○	医療法人　徳洲会　湘南鎌倉総合病院	2022 年 7 月 1 日
		○	藤沢市民病院	2015 年 8 月 1 日
			医療法人徳洲会　湘南藤沢徳洲会病院	2023 年 11 月 1 日
		○	小田原市立病院	2010 年 4 月 1 日
		○	北里大学病院	2020 年 4 月 1 日
		○	神奈川県厚生農業協同組合連合会　相模原協同病院	2021 年 1 月 1 日
			医療法人社団三喜会　鶴巻温泉病院	2023 年 9 月 1 日
		○	大和市立病院	2019 年 5 月 1 日
			社会福祉法人恩賜財団済生会支部神奈川県済生会　横浜市南部病院	2012 年 4 月 1 日
			聖マリアンナ医科大学横浜市西部病院	2018 年 6 月 1 日
		○	神奈川県立がんセンター	2015 年 6 月 1 日
			社会福祉法人　親善福祉協会　国際親善総合病院	2020 年 4 月 1 日
		○	昭和大学藤が丘病院	2018 年 4 月 1 日
		○	昭和大学横浜市北部病院	2013 年 2 月 1 日
		○	東海大学医学部付属病院	2008 年 4 月 1 日
		○	川崎市立川崎病院	2021 年 1 月 1 日
		○	独立行政法人労働者健康安全機構　関東労災病院	2018 年 12 月 1 日
		○	川崎市立井田病院	2011 年 2 月 1 日
			川崎市立多摩病院	2022 年 10 月 1 日
		○	聖マリアンナ医科大学病院	2012 年 4 月 1 日
		○	医療法人社団　三成会　新百合ヶ丘総合病院	2017 年 2 月 1 日
		○	横浜市立みなと赤十字病院	2020 年 4 月 1 日
		○	横浜市立市民病院	2020 年 5 月 1 日
			独立行政法人国立病院機構　横浜医療センター	2015 年 2 月 1 日
			独立行政法人国立病院機構　相模原病院	2018 年 4 月 1 日
新潟県	7	○	新潟県立がんセンター新潟病院	2019 年 9 月 1 日
		○	新潟市民病院	2022 年 7 月 1 日
		○	長岡赤十字病院	2011 年 4 月 1 日
			新潟県厚生農業協同組合連合会　柏崎総合医療センター	2020 年 1 月 1 日
		○	新潟県立新発田病院	2018 年 4 月 1 日
		○	新潟県地域医療推進機構魚沼基幹病院	2021 年 5 月 1 日
		○	新潟大学医歯学総合病院	2010 年 4 月 1 日
山梨県	2	○	山梨県立中央病院	2023 年 7 月 1 日
		○	山梨大学医学部附属病院	2011 年 4 月 1 日
長野県	13	○	長野赤十字病院	2011 年 4 月 1 日
		○	長野市民病院	2016 年 8 月 1 日
			社会医療法人抱生会　丸の内病院	2018 年 9 月 1 日
		○	社会医療法人財団　慈泉会　相澤病院	2018 年 12 月 1 日
		○	飯田市立病院	2023 年 4 月 1 日
			社会医療法人栗山会　飯田病院	2019 年 11 月 1 日
		○	諏訪赤十字病院	2019 年 5 月 1 日
		○	長野県厚生農業協同組合連合会　北信総合病院	2018 年 4 月 1 日
			市立大町総合病院	2020 年 4 月 1 日
		○	長野県厚生農業協同組合連合会　佐久総合病院　佐久医療センター	2019 年 4 月 1 日
		○	長野県厚生農業協同組合連合会　北アルプス医療センターあづみ病院	2018 年 11 月 1 日
			長野県立こども病院	2022 年 4 月 1 日
		○	国立大学法人　信州大学医学部附属病院	2012 年 4 月 1 日

都道府県	数	拠点病院	施 設 名	算定開始日
愛知県	32	○	愛知県がんセンター	2008 年 4 月 1 日
			社会医療法人愛生会総合上飯田第一病院	2016 年 6 月 1 日
		○	名古屋市立大学医学部附属西部医療センター	2021 年 4 月 1 日
		○	日本赤十字社愛知医療センター名古屋第一病院	2015 年 5 月 1 日
		○	日本赤十字社愛知医療センター名古屋第二病院	2018 年 4 月 1 日
		○	名古屋市立大学病院	2009 年 5 月 1 日
			みなと医療生活協同組合　協立総合病院	2012 年 6 月 1 日
			名古屋掖済会病院	2022 年 5 月 1 日
			独立行政法人労働者健康安全機構　中部労災病院	2018 年 9 月 1 日
		○	独立行政法人地域医療機能推進機構　中京病院	2010 年 4 月 1 日
			大同病院	2022 年 4 月 1 日
			総合病院　南生協病院	2020 年 4 月 1 日
		○	豊橋市民病院	2019 年 8 月 1 日
		○	岡崎市民病院	2020 年 4 月 1 日
			総合大雄会病院	2010 年 4 月 1 日
		○	一宮市立市民病院	2018 年 4 月 1 日
			一宮西病院	2023 年 5 月 1 日
		○	公立陶生病院	2013 年 5 月 1 日
			春日井市民病院	2018 年 12 月 1 日
			豊川市民病院	2021 年 9 月 1 日
			医療法人豊田会　刈谷豊田総合病院	2022 年 9 月 1 日
		○	愛知県厚生農業協同組合連合会　豊田厚生病院	2020 年 3 月 1 日
		○	愛知県厚生農業協同組合連合会安城更生病院	2011 年 5 月 1 日
			西尾市民病院	2018 年 4 月 1 日
			愛知県厚生農業協同組合連合会江南厚生病院	2017 年 7 月 1 日
		○	小牧市民病院	2010 年 4 月 1 日
		○	藤田医科大学病院	2010 年 4 月 1 日
		○	愛知県厚生農業協同組合連合会　海南病院	2013 年 7 月 1 日
		○	愛知医科大学病院	2014 年 7 月 1 日
			独立行政法人国立病院機構豊橋医療センター	2020 年 4 月 1 日
		○	名古屋大学医学部附属病院	2013 年 10 月 1 日
		○	独立行政法人国立病院機構名古屋医療センター	2009 年 8 月 1 日
岐阜県	9	○	岐阜市民病院	2013 年 7 月 1 日
		○	岐阜県総合医療センター	2018 年 4 月 1 日
		○	岐阜県厚生農業協同組合連合会　中濃厚生病院	2017 年 8 月 1 日
			公立学校共済組合　東海中央病院	2018 年 4 月 1 日
			松波総合病院	2019 年 5 月 1 日
		○	岐阜県立多治見病院	2018 年 7 月 1 日
		○	中部国際医療センター	2022 年 1 月 1 日
		○	大垣市民病院	2018 年 4 月 1 日
		○	岐阜大学医学部附属病院	2018 年 5 月 1 日
三重県	6		もりえい病院	2022 年 9 月 1 日
			三重県立総合医療センター	2019 年 8 月 1 日
		○	鈴鹿中央総合病院	2016 年 5 月 1 日
		○	三重県厚生農業協同組合連合会松阪中央総合病院	2022 年 10 月 1 日
		○	伊勢赤十字病院	2023 年 10 月 1 日
		○	国立大学法人三重大学医学部附属病院	2017 年 8 月 1 日
静岡県	14	○	順天堂大学医学部附属静岡病院	2020 年 7 月 1 日
		○	静岡県立静岡がんセンター	2018 年 6 月 1 日
			静岡済生会総合病院	2020 年 4 月 1 日
			静岡赤十字病院	2018 年 4 月 1 日
		○	静岡県立総合病院	2019 年 2 月 1 日

124

都道府県	数	拠点病院	施 設 名	算定開始日
静岡県			静岡県立こども病院	2019 年 10 月 1 日
		○	静岡市立静岡病院	2020 年 4 月 1 日
			焼津市立総合病院	2020 年 6 月 1 日
		○	藤枝市立総合病院	2017 年 9 月 1 日
		○	磐田市立総合病院	2015 年 11 月 1 日
		○	浜松医療センター	2012 年 4 月 1 日
		○	社会福祉法人聖隷福祉事業団　総合病院聖隷浜松病院	2018 年 12 月 1 日
		○	社会福祉法人　聖隷福祉事業団　総合病院　聖隷三方原病院	2018 年 1 月 1 日
		○	浜松医科大学医学部附属病院	2017 年 11 月 1 日
石川県	8	○	石川県立中央病院	2020 年 6 月 1 日
		○	社会医療法人財団董仙会　恵寿総合病院	2022 年 7 月 1 日
			公立能登総合病院	2018 年 8 月 1 日
		○	国民健康保険　小松市民病院	2018 年 6 月 1 日
		○	金沢医科大学病院	2018 年 4 月 1 日
			公立松任石川中央病院	2018 年 5 月 1 日
		○	独立行政法人国立病院機構　金沢医療センター	2013 年 4 月 1 日
		○	国立大学法人　金沢大学附属病院	2012 年 7 月 1 日
富山県	8	○	富山県立中央病院	2017 年 7 月 1 日
		○	富山県厚生農業協同組合連合会高岡病院	2019 年 12 月 1 日
			高岡市民病院	2018 年 4 月 1 日
		○	黒部市民病院	2022 年 6 月 1 日
		○	市立砺波総合病院	2019 年 1 月 1 日
			かみいち総合病院	2020 年 7 月 1 日
			真生会　富山病院	2018 年 4 月 1 日
		○	国立大学法人富山大学附属病院	2018 年 4 月 1 日
福井県	5	○	福井県立病院	2018 年 4 月 1 日
		○	福井赤十字病院	2018 年 6 月 1 日
		○	福井県済生会病院	2015 年 11 月 1 日
		○	市立敦賀病院	2023 年 8 月 1 日
		○	福井大学医学部附属病院	2016 年 11 月 1 日
兵庫県	25		公益財団法人　甲南会　甲南医療センター	2020 年 5 月 1 日
			三菱神戸病院	2022 年 6 月 1 日
			神戸百年記念病院	2022 年 5 月 1 日
			神戸市立医療センター西市民病院	2019 年 6 月 1 日
			医療法人信和会　明和病院	2021 年 7 月 1 日
		○	兵庫医科大学病院	2008 年 4 月 1 日
			市立芦屋病院	2020 年 2 月 1 日
		○	兵庫県立淡路医療センター	2018 年 5 月 1 日
		○	北播磨総合医療センター	2018 年 7 月 1 日
		○	兵庫県立がんセンター	2017 年 11 月 1 日
		○	加古川中央市民病院	2018 年 4 月 1 日
			市立加西病院	2018 年 4 月 1 日
		○	独立行政法人労働者健康安全機構関西労災病院	2010 年 9 月 1 日
		○	兵庫県立尼崎総合医療センター	2016 年 2 月 1 日
		○	公立学校共済組合近畿中央病院	2018 年 5 月 1 日
		○	市立伊丹病院	2020 年 4 月 1 日
		○	姫路赤十字病院	2020 年 11 月 1 日
			兵庫県立はりま姫路総合医療センター	2022 年 7 月 1 日
			独立行政法人地域医療機能推進機構　神戸中央病院	2022 年 4 月 1 日
		○	神鋼記念病院	2020 年 7 月 1 日
			神戸赤十字病院	2019 年 4 月 1 日
		○	神戸市立医療センター中央市民病院	2011 年 7 月 1 日

都道府県	数	拠点病院	施　設　名	算定開始日
兵庫県			兵庫県立こども病院	2019 年 6 月 1 日
		○	神戸市立西神戸医療センター	2017 年 4 月 1 日
		○	神戸大学医学部附属病院	2011 年 4 月 1 日
京都府	13		公益社団法人京都保健会京都民医連中央病院	2020 年 4 月 1 日
		○	京都岡本記念病院	2019 年 9 月 1 日
		○	医療法人徳洲会　宇治徳洲会病院	2022 年 1 月 1 日
		○	社会福祉法人京都社会事業財団　京都桂病院	2011 年 6 月 1 日
			医療法人社団洛和会　洛和会音羽病院	2019 年 7 月 1 日
		○	京都中部総合医療センター	2018 年 9 月 1 日
		○	京都府立医科大学附属病院	2011 年 4 月 1 日
		○	京都市立病院	2012 年 4 月 1 日
		○	京都第二赤十字病院	2018 年 4 月 1 日
		○	京都第一赤十字病院	2016 年 4 月 1 日
		○	独立行政法人国立病院機構京都医療センター	2011 年 4 月 1 日
			独立行政法人国立病院機構舞鶴医療センター	2017 年 4 月 1 日
		○	国立大学法人　京都大学医学部附属病院	2010 年 4 月 1 日
奈良県	5		吉田病院	2014 年 12 月 1 日
			社会医療法人松本快生会　西奈良中央病院	2022 年 3 月 1 日
		○	奈良県総合医療センター	2018 年 5 月 1 日
		○	近畿大学奈良病院	2016 年 8 月 1 日
		○	奈良県立医科大学附属病院	2010 年 10 月 1 日
大阪府	47	○	独立行政法人労働者健康安全機構　大阪労災病院	2018 年 4 月 1 日
			関西電力病院	2011 年 8 月 1 日
			医療法人協仁会　小松病院	2022 年 5 月 1 日
		○	和泉市立総合医療センター	2020 年 1 月 1 日
		○	大阪医科薬科大学病院	2008 年 10 月 1 日
			社会医療法人愛仁会　高槻病院	2008 年 4 月 1 日
			医療法人東和会　第一東和会病院	2022 年 4 月 1 日
			市立吹田市民病院	2019 年 11 月 1 日
		○	大阪赤十字病院	2014 年 5 月 1 日
			社会医療法人警和会　大阪警察病院	2022 年 7 月 1 日
			社会医療法人警和会　第二大阪警察病院	2019 年 4 月 1 日
			多根総合病院	2020 年 7 月 1 日
			公益財団法人日本生命済生会　日本生命病院	2018 年 4 月 30 日
		○	地方独立行政法人大阪府立病院機構　大阪急性期・総合医療センター	2009 年 4 月 1 日
		○	大阪公立大学医学部附属病院	2011 年 6 月 1 日
		○	関西医科大学附属病院	2011 年 6 月 1 日
			市立ひらかた病院	2020 年 4 月 1 日
			宗教法人 在日本南プレスビテリアンミッション　淀川キリスト教病院	2012 年 8 月 1 日
			関西医科大学総合医療センター	2015 年 5 月 1 日
			パナソニック健康保険組合　松下記念病院	2019 年 4 月 1 日
			社会医療法人彩樹　守口敬仁会病院	2021 年 7 月 1 日
			一般財団法人　住友病院	2018 年 4 月 1 日
			公益財団法人田附興風会　医学研究所北野病院	2012 年 6 月 1 日
			医療法人医誠会　医誠会国際総合病院	2023 年 10 月 1 日
			社会福祉法人恩賜財団　大阪府済生会野江病院	2020 年 7 月 1 日
			医療法人　宝生会　ＰＬ病院	2021 年 6 月 1 日
		○	地方独立行政法人　市立東大阪医療センター	2018 年 5 月 1 日
		○	大阪市立総合医療センター	2014 年 10 月 1 日
			医療法人徳洲会　八尾徳洲会総合病院	2022 年 12 月 1 日
			社会医療法人景岳会　南大阪病院	2018 年 6 月 1 日
			耳原総合病院	2021 年 3 月 1 日

都道府県	数	拠点病院	施 設 名	算定開始日
大阪府			ベルランド総合病院	2018 年 5 月 1 日
		○	堺市立総合医療センター	2018 年 4 月 1 日
		○	近畿大学病院	2008 年 4 月 1 日
		○	地方独立行政法人大阪府立病院機構　大阪国際がんセンター	2017 年 3 月 25 日
			独立行政法人地域医療機能推進機構　大阪病院	2018 年 6 月 1 日
			独立行政法人　地域医療機能推進機構　星ヶ丘医療センター	2013 年 6 月 1 日
			社会福祉法人恩賜財団済生会支部　大阪府済生会中津病院	2017 年 5 月 1 日
			社会福祉法人恩賜財団　大阪府済生会吹田病院	2018 年 4 月 1 日
			箕面市立病院	2018 年 4 月 1 日
		○	市立岸和田市民病院	2018 年 7 月 1 日
			市立池田病院	2015 年 5 月 1 日
		○	市立豊中病院	2018 年 4 月 1 日
		○	八尾市立病院	2020 年 2 月 1 日
		○	独立行政法人国立病院機構　大阪医療センター	2008 年 4 月 1 日
		○	独立行政法人国立病院機構　近畿中央呼吸器センター	2008 年 4 月 1 日
		○	大阪大学医学部附属病院	2018 年 4 月 1 日
滋賀県	4	○	大津赤十字病院	2018 年 4 月 1 日
			市立大津市民病院	2018 年 5 月 1 日
			長浜赤十字病院	2018 年 10 月 1 日
		○	滋賀医科大学医学部附属病院	2010 年 8 月 1 日
和歌山県	5		医療法人南労会　紀和病院	2020 年 4 月 1 日
			ひだか病院	2020 年 7 月 1 日
		○	和歌山県立医科大学附属病院	2015 年 7 月 1 日
		○	日本赤十字社　和歌山医療センター	2018 年 8 月 1 日
		○	独立行政法人国立病院機構南和歌山医療センター	2018 年 4 月 1 日
鳥取県	3		鳥取市立病院	2022 年 4 月 1 日
			独立行政法人労働者健康安全機構　山陰労災病院	2023 年 11 月 1 日
		○	鳥取大学医学部附属病院	2020 年 7 月 1 日
島根県	4	○	松江市立病院	2018 年 4 月 1 日
		○	松江赤十字病院	2018 年 6 月 1 日
		○	島根県立中央病院	2019 年 5 月 1 日
		○	島根大学医学部附属病院	2017 年 11 月 1 日
岡山県	8		総合病院　岡山協立病院	2018 年 4 月 1 日
			川崎医科大学総合医療センター	2016 年 12 月 1 日
		○	公益財団法人大原記念倉敷中央医療機構　倉敷中央病院	2018 年 2 月 1 日
		○	川崎医科大学附属病院	2015 年 7 月 1 日
		○	岡山赤十字病院	2020 年 9 月 1 日
		○	岡山済生会総合病院	2022 年 11 月 1 日
		○	岡山大学病院	2016 年 1 月 1 日
		○	独立行政法人国立病院機構　岡山医療センター	2018 年 4 月 1 日
広島県	9	○	県立広島病院	2020 年 4 月 1 日
		○	広島赤十字・原爆病院	2022 年 7 月 1 日
		○	地方独立行政法人広島市立病院機構広島市立広島市民病院	2014 年 4 月 1 日
		○	福山市民病院	2019 年 2 月 1 日
			総合病院庄原赤十字病院	2023 年 5 月 1 日
		○	広島大学病院	2019 年 11 月 1 日
		○	独立行政法人国立病院機構　呉医療センター	2018 年 4 月 1 日
		○	独立行政法人国立病院機構　福山医療センター	2018 年 4 月 1 日
		○	独立行政法人国立病院機構　東広島医療センター	2020 年 10 月 1 日
山口県	4	○	山口県立総合医療センター	2018 年 4 月 1 日
			独立行政法人労働者健康安全機構　山口労災病院	2018 年 4 月 1 日

都道府県	数	拠点病院	施　設　名	算定開始日
山口県		○	山口大学医学部附属病院	2013 年 9 月 1 日
		○	独立行政法人国立病院機構　山口宇部医療センター	2018 年 4 月 1 日
香川県	5		宗教法人カトリック聖ドミニコ宣教修道女会　坂出聖マルチン病院	2020 年 7 月 1 日
		○	高松赤十字病院	2020 年 7 月 1 日
		○	独立行政法人　労働者健康安全機構　香川労災病院	2019 年 4 月 1 日
		○	香川県立中央病院	2018 年 8 月 1 日
		○	香川大学医学部附属病院	2009 年 2 月 1 日
徳島県	6	○	徳島県立中央病院	2017 年 5 月 1 日
		○	徳島市民病院	2018 年 5 月 1 日
		○	徳島赤十字病院	2020 年 4 月 1 日
			阿南医療センター	2023 年 4 月 1 日
		○	徳島県立三好病院	2022 年 4 月 1 日
		○	徳島大学病院	2013 年 2 月 1 日
愛媛県	5	○	松山赤十字病院	2018 年 4 月 1 日
		○	愛媛県立中央病院	2022 年 11 月 1 日
			社会医療法人石川記念会　ＨＩＴＯ病院	2019 年 1 月 1 日
		○	愛媛大学医学部附属病院	2020 年 4 月 1 日
		○	独立行政法人国立病院機構四国がんセンター	2010 年 6 月 1 日
高知県	3		医療法人　治久会　もみのき病院	2023 年 5 月 1 日
		○	高知県・高知市病院企業団立高知医療センター	2011 年 2 月 1 日
		○	高知大学医学部附属病院	2018 年 4 月 1 日
福岡県	29	○	福岡和白病院	2019 年 3 月 1 日
		○	医療法人　原三信病院	2019 年 10 月 1 日
			福岡聖恵病院	2020 年 6 月 1 日
			及川病院	2020 年 5 月 1 日
			さくら病院	2020 年 5 月 1 日
		○	国家公務員共済組合連合会　浜の町病院	2021 年 11 月 1 日
		○	福岡県済生会福岡総合病院	2016 年 7 月 1 日
		○	福岡大学病院	2010 年 4 月 1 日
		○	福岡赤十字病院	2021 年 4 月 1 日
		○	公立学校共済組合　九州中央病院	2013 年 4 月 1 日
			医療法人　徳洲会　福岡徳洲会病院	2020 年 1 月 1 日
		○	福岡大学筑紫病院	2016 年 5 月 1 日
		○	久留米大学病院	2010 年 4 月 1 日
		○	聖マリア病院	2018 年 4 月 1 日
			独立行政法人地域医療機能推進機構　久留米総合病院	2018 年 4 月 1 日
			医療法人聖峰会　田主丸中央病院	2018 年 7 月 1 日
		○	飯塚病院	2010 年 8 月 1 日
			福岡県済生会飯塚嘉穂病院	2019 年 5 月 1 日
		○	社会医療法人共愛会　戸畑共立病院	2010 年 4 月 1 日
		○	独立行政法人　地域医療機能推進機構　九州病院	2016 年 5 月 1 日
		○	産業医科大学病院	2020 年 5 月 1 日
		○	独立行政法人　労働者健康安全機構　九州労災病院	2020 年 4 月 1 日
			小倉記念病院	2019 年 7 月 1 日
		○	北九州市立医療センター	2019 年 4 月 1 日
		○	九州大学病院	2020 年 4 月 1 日
		○	独立行政法人国立病院機構　福岡東医療センター	2020 年 12 月 1 日
		○	独立行政法人国立病院機構　九州がんセンター	2010 年 4 月 1 日
		○	独立行政法人国立病院機構　九州医療センター	2018 年 1 月 1 日
			独立行政法人国立病院機構　小倉医療センター	2023 年 2 月 1 日
佐賀県	2	○	佐賀県医療センター好生館	2015 年 5 月 1 日

都道府県	数	拠点病院	施　設　名	算定開始日
佐賀県		○	佐賀大学医学部附属病院	2005 年 11 月 1 日
長崎県	4	○	独立行政法人国立病院機構　長崎医療センター	2018 年 4 月 1 日
		○	長崎大学病院	2011 年 4 月 1 日
		○	地方独立行政法人長崎市立病院機構　長崎みなとメディカルセンター	2016 年 2 月 1 日
		○	佐世保市総合医療センター	2018 年 4 月 1 日
熊本県	4		くまもと森都総合病院	2020 年 9 月 1 日
		○	独立行政法人国立病院機構熊本医療センター	2015 年 5 月 1 日
		○	熊本大学病院	2012 年 4 月 1 日
		○	済生会熊本病院	2021 年 7 月 1 日
大分県	4		大分市医師会立アルメイダ病院	2020 年 5 月 1 日
		○	独立行政法人国立病院機構　別府医療センター	2018 年 5 月 1 日
		○	大分大学医学部附属病院	2008 年 4 月 1 日
		○	大分県立病院	2018 年 4 月 1 日
宮崎県	3		古賀総合病院	2021 年 1 月 1 日
		○	宮崎大学医学部附属病院	2014 年 4 月 1 日
		○	県立宮崎病院	2018 年 4 月 1 日
鹿児島県	7		今村総合病院	2020 年 6 月 1 日
		○	相良病院	2018 年 8 月 1 日
		○	鹿児島市立病院	2018 年 7 月 1 日
		○	いまきいれ総合病院	2022 年 12 月 1 日
			医療法人　浩然会　指宿浩然会病院	2022 年 6 月 1 日
		○	独立行政法人　国立病院機構　鹿児島医療センター	2021 年 4 月 1 日
		○	鹿児島大学病院	2010 年 4 月 1 日
沖縄県	8	○	地方独立行政法人　那覇市立病院	2016 年 2 月 1 日
			沖縄協同病院	2018 年 10 月 1 日
			社会医療法人　かりゆし会　ハートライフ病院	2020 年 4 月 1 日
		○	琉球大学病院	2018 年 4 月 1 日
		○	沖縄県立中部病院	2019 年 11 月 1 日
			沖縄県立南部医療センター・こども医療センター	2020 年 6 月 1 日
		○	沖縄県立宮古病院	2021 年 7 月 1 日
		○	沖縄県立八重山病院	2018 年 11 月 1 日

（2024 年 1 月 23 日時点で，各地方厚生局ホームページに掲載されている届出受理施設データを元に作成）

Ｃ．緩和ケア病棟入院料届出受理施設一覧

〔拠点病院：がん診療連携拠点病院等，支援病院：地域医療支援病院〕

No	都道府県	施設名称	算定開始日	総病床数	承認病床数	拠点病院	支援病院
1	北海道	ＪＡ北海道厚生連　札幌厚生病院	2020 年 4 月 1 日	516	25	○	○
2		医療法人　彰和会　北海道消化器科病院	2020 年 2 月 1 日	186	14		
3		勤医協中央病院	2020 年 4 月 1 日	450	24		
4		ＫＫＲ札幌医療センター	2020 年 4 月 1 日	410	26	○	○
5		社会医療法人貞仁会　新札幌ひばりが丘病院	2020 年 4 月 1 日	176	35		
6		医療法人　東札幌病院	2023 年 4 月 1 日	243	58		
7		社会医療法人　札幌清田病院	2018 年 10 月 1 日	109	20		
8		医療法人為久会　札幌共立五輪橋病院	2020 年 4 月 1 日	188	18		
9		社会医療法人　北楡会　札幌北楡病院	2022 年 2 月 1 日	281	9		
10		社会医療法人恵佑会札幌病院	2022 年 10 月 1 日	229	20	○	
11		医療法人徳洲会　札幌南徳洲会病院	2021 年 7 月 4 日	88	38		
12		医療法人　敬仁会　函館おしま病院	2023 年 11 月 1 日	64	20		
13		医療法人　聖仁会　森病院	2018 年 10 月 1 日	83	20		
14		ＪＡ北海道厚生連　旭川厚生病院	2020 年 4 月 1 日	460	23	○	○
15		医療法人社団　慶友会　吉田病院	2022 年 4 月 1 日	263	11		
16		社会医療法人　母恋　日鋼記念病院	2020 年 4 月 1 日	348	22	○	
17		社会医療法人　平成醫塾　苫小牧東病院	2018 年 10 月 1 日	260	15		
18		医療法人社団　洞仁会　洞爺温泉病院	2018 年 10 月 1 日	116	18		
19		独立行政法人労働者健康安全機構　釧路労災病院	2022 年 5 月 1 日	433	33	○	○
20		市立釧路総合病院	2023 年 10 月 1 日	561	14	○	○
21		公益財団法人北海道医療団　帯広第一病院	2020 年 4 月 1 日	230	18		
22		ＪＡ北海道厚生連　帯広厚生病院	2020 年 4 月 1 日	651	21	○	○
23		北見赤十字病院	2020 年 4 月 1 日	532	20	○	○
24		独立行政法人国立病院機構　北海道がんセンター	2022 年 1 月 1 日	430	26	○	
25	青森県	社団法人慈恵会　青森慈恵会病院	2020 年 4 月 1 日	332	30		
26		津軽保健生活協同組合　健生病院	2020 年 4 月 1 日	282	14		
27		八戸市立市民病院	2021 年 4 月 1 日	628	20	○	○
28		ときわ会病院	2020 年 4 月 1 日	149	24		
29	岩手県	盛岡友愛病院	2021 年 4 月 1 日	386	18		
30		盛岡赤十字病院	2018 年 10 月 1 日	398	22		○
31		孝仁病院	2018 年 10 月 1 日	180	10		
32		岩手県立中部病院	2020 年 4 月 1 日	434	24	○	○
33		岩手県立磐井病院	2020 年 4 月 1 日	315	24	○	○
34		美山病院	2018 年 10 月 1 日	172	20		
35		岩手医科大学附属病院	2021 年 1 月 1 日	1000	25	○	
36	宮城県	石巻市立病院	2018 年 9 月 1 日	180	20		
37		宮城県立がんセンター	2020 年 4 月 1 日	383	25	○	
38		みやぎ県南中核病院	2020 年 4 月 1 日	310	12	○	○
39		光ケ丘スペルマン病院	2018 年 10 月 1 日	140	20		
40		公益財団法人仙台市医療センター仙台オープン病院	2018 年 6 月 1 日	330	21		○
41		東北大学病院	2020 年 4 月 1 日	161	22	○	
42	秋田県	外旭川病院	2020 年 4 月 1 日	241	34		
43		市立秋田総合病院	2022 年 11 月 1 日	396	15		
44		大曲厚生医療センター	2020 年 4 月 1 日	437	13	○	
45	山形県	山形県立中央病院	2022 年 4 月 1 日	609	15	○	○
46		山形県立河北病院	2020 年 5 月 1 日	136	20		
47	福島県	医療生協　わたり病院	2020 年 4 月 1 日	196	15		
48		竹田綜合病院	2022 年 4 月 1 日	837	15	○	○
49		公立大学法人　福島県立医科大学会津医療センター附属病院	2020 年 4 月 1 日	226	25		

No	都道府県	施設名称	算定開始日	総病床数	承認病床数	拠点病院	支援病院
50	福島県	一般財団法人慈山会医学研究所付属坪井病院	2020 年 4 月 1 日	230	18		
51		公益財団法人　星総合病院	2020 年 4 月 1 日	430	16		○
52		独立行政法人労働者健康安全機構福島労災病院	2020 年 4 月 1 日	399	27		○
53		いわき市医療センター	2021 年 3 月 1 日	700	20	○	○
54	茨城県	水戸赤十字病院	2020 年 4 月 1 日	442	20		○
55		社会福祉法人恩賜財団済生会支部　茨城県済生会　水戸済生会総合病院	2020 年 4 月 1 日	432	16		○
56		総合病院土浦協同病院	2020 年 4 月 1 日	800	20	○	○
57		友愛記念病院	2021 年 10 月 1 日	301	14	○	○
58		茨城県立中央病院	2020 年 4 月 1 日	500	23	○	○
59		取手北相馬保健医療センター医師会病院	2020 年 7 月 1 日	177	20		○
60		社会医療法人若竹会　つくばセントラル病院	2020 年 4 月 1 日	313	20		○
61		公益財団法人　筑波メディカルセンター　筑波メディカルセンター病院	2020 年 11 月 1 日	453	20	○	○
62		医療法人　博仁会　志村大宮病院	2020 年 4 月 1 日	178	20		
63		独立行政法人国立病院機構水戸医療センター	2020 年 7 月 1 日	500	33	○	○
64	栃木県	栃木県立がんセンター	2023 年 8 月 1 日	291	24	○	
65		とちぎメディカルセンターとちのき	2020 年 4 月 1 日	250	14		
66		那須赤十字病院	2020 年 4 月 1 日	460	20	○	○
67		自治医科大学附属病院	2020 年 4 月 1 日	169	17	○	
68		済生会宇都宮病院	2023 年 4 月 1 日	644	20	○	○
69	群馬県	群馬県済生会前橋病院	2020 年 4 月 1 日	323	16		○
70		伊勢崎市民病院	2020 年 4 月 1 日	494	17	○	○
71		公立富岡総合病院	2020 年 4 月 1 日	328	18	○	
72		医療法人　社団　三思会　東邦病院	2020 年 4 月 1 日	443	21		
73		群馬県立がんセンター	2020 年 4 月 1 日	314	25	○	
74		独立行政法人国立病院機構　渋川医療センター	2020 年 4 月 1 日	450	25	○	○
75	埼玉県	埼玉協同病院	2023 年 10 月 1 日	373	24		
76		医療法人　光仁会　南部厚生病院	2022 年 6 月 1 日	138	30		
77		医療法人社団　協友会　八潮中央総合病院	2020 年 4 月 1 日	250	14		
78		医療法人財団　健和会　みさと健和病院	2020 年 5 月 1 日	282	20		
79		埼玉県立がんセンター	2023 年 9 月 1 日	503	36	○	
80		医療法人社団　愛友会　上尾中央総合病院	2020 年 4 月 1 日	733	20	○	○
81		医療法人社団　愛友会　上尾中央第二病院	2020 年 4 月 1 日	186	15		
82		草加市立病院	2020 年 7 月 1 日	380	21		
83		医療法人社団　東光会　戸田中央総合病院	2022 年 11 月 1 日	517	18	○	○
84		医療法人社団　武蔵野会　TMGあさか医療センター	2020 年 4 月 1 日	446	20		
85		社会福祉法人　埼玉医療福祉会　丸木記念福祉メディカルセンター	2020 年 4 月 1 日	604	20		
86		医療法人社団　サンセリテ　三浦病院	2021 年 6 月 1 日	59	54		
87		シャローム病院	2019 年 10 月 1 日	55	30		
88		医療法人徳洲会　羽生総合病院	2022 年 7 月 1 日	311	14		
89		深谷赤十字病院	2020 年 9 月 1 日	474	15	○	○
90		医療法人社団　協友会　吉川中央総合病院	2020 年 4 月 1 日	272	14		
91		さいたま市立病院	2020 年 2 月 1 日	637	20	○	
92		医療法人社団　協友会　彩の国東大宮メディカルセンター	2020 年 4 月 1 日	337	22	○	
93		独立行政法人　国立病院機構　埼玉病院	2020 年 4 月 1 日	550	20	○	○
94	千葉県	千葉県がんセンター	2023 年 7 月 1 日	450	28	○	
95		医療法人社団翠明会　山王病院	2018 年 10 月 1 日	255	23		
96		独立行政法人　労働者健康安全機構　千葉労災病院	2023 年 10 月 1 日	400	33	○	○
97		国保直営総合病院　君津中央病院	2020 年 4 月 1 日	660	20	○	○
98		総合病院国保旭中央病院	2023 年 4 月 1 日	989	20	○	○
99		タムス浦安病院	2020 年 6 月 1 日	199	21		
100		医療法人社団康喜会　辻仲病院柏の葉	2020 年 4 月 1 日	150	24		
101		医療法人社団　葵会　柏たなか病院	2018 年 10 月 1 日	512	20		
102		医療法人財団　東京勤労者医療会　東葛病院	2022 年 5 月 1 日	366	20		
103		松戸市立福祉医療センター　東松戸病院	2023 年 4 月 1 日	181	20		

No	都道府県	施設名称	算定開始日	総病床数	承認病床数	拠点病院	支援病院
104	千葉県	医療法人社団　創造会　平和台病院	2020 年 4 月 1 日	184	20		
105		医療法人徳洲会　鎌ケ谷総合病院	2020 年 4 月 1 日	331	19		
106		船橋市立医療センター	2020 年 4 月 1 日	449	20	○	○
107		医療法人徳洲会　千葉徳洲会病院	2020 年 4 月 1 日	447	24		
108		社会福祉法人　聖隷福祉事業団　聖隷佐倉市民病院	2020 年 4 月 1 日	399	18		
109		医療法人社団聖仁会　白井聖仁会病院	2018 年 10 月 1 日	193	20		
110		さんむ医療センター	2022 年 8 月 1 日	199	20	○	
111		独立行政法人国立病院機構　千葉医療センター	2020 年 4 月 1 日	455	20	○	○
112		国立研究開発法人国立がん研究センター東病院	2020 年 4 月 1 日	425	25	○	
113	東京都	公益財団法人　佐々木研究所　附属杏雲堂病院	2020 年 8 月 1 日	191	20		
114		聖路加国際病院	2020 年 4 月 1 日	520	23	○	
115		独立行政法人　地域医療機能推進機構　東京新宿メディカルセンター	2020 年 4 月 1 日	520	20		
116		地方独立行政法人　東京都病院機構　東京都立駒込病院	2022 年 7 月 1 日	815	22	○	
117		公益財団法人　ライフ・エクステンション研究所　付属　永寿総合病院	2020 年 4 月 1 日	400	16		○
118		社会福祉法人　賛育会　賛育会病院	2020 年 4 月 1 日	199	22		
119		公益財団法人　がん研究会　有明病院	2020 年 4 月 1 日	686	25	○	
120		ＮＴＴ東日本関東病院	2020 年 4 月 1 日	594	16	○	○
121		社会医療法人社団　東京巨樹の会　東京品川病院	2022 年 12 月 1 日	400	14		○
122		国家公務員共済組合連合会　東京共済病院	2023 年 2 月 1 日	350	19		○
123		医療法人社団　メドビュー　東京ちどり病院	2018 年 10 月 1 日	98	14		
124		日本赤十字社医療センター	2020 年 6 月 1 日	701	18	○	○
125		救世軍ブース記念病院	2018 年 4 月 1 日	199	20		
126		医療法人財団　アドベンチスト会　東京衛生アドベンチスト病院	2020 年 7 月 1 日	186	20		
127		立正佼成会附属佼成病院	2020 年 4 月 1 日	340	20		
128		医療法人社団　杏順会　越川病院	2020 年 4 月 1 日	46	34		
129		王子生協病院	2020 年 4 月 1 日	159	25		
130		東京都健康長寿医療センター	2020 年 4 月 1 日	550	20		
131		地方独立行政法人　東京都病院機構　東京都立豊島病院	2022 年 7 月 1 日	438	20		○
132		医療法人社団　城東桐和会　東京さくら病院	2020 年 5 月 1 日	378	38		
133		医療法人社団　永生会　みなみ野病院	2019 年 6 月 1 日	205	25		
134		町田市民病院	2022 年 1 月 1 日	440	18		○
135		医療法人財団　慈生会　野村病院	2020 年 4 月 1 日	133	12		
136		社会福祉法人　聖ヨハネ会　桜町病院	2018 年 10 月 1 日	199	20		
137		社会福祉法人　信愛報恩会　信愛病院	2020 年 4 月 1 日	199	20		
138		公益財団法人　結核予防会　複十字病院	2020 年 11 月 1 日	334	26		○
139		救世軍　清瀬病院	2018 年 10 月 1 日	142	25		
140		聖ヶ丘病院	2020 年 11 月 1 日	48	11		
141		公立阿伎留医療センター	2020 年 9 月 1 日	305	16		
142		独立行政法人　国立病院機構　東京病院	2023 年 3 月 1 日	522	20		○
143		東京医科歯科大学病院	2020 年 4 月 1 日	813	15	○	
144		東京逓信病院	2023 年 4 月 1 日	461	18		
145	神奈川県	平和病院	2020 年 4 月 1 日	146	21		
146		社会福祉法人恩賜財団済生会支部神奈川県済生会　神奈川県病院	2020 年 4 月 1 日	199	18		
147		新横浜リハビリテーション病院	2023 年 10 月 1 日	230	20		
148		聖隷横浜病院	2020 年 9 月 1 日	367	20		
149		国家公務員共済組合連合会　横浜南共済病院	2020 年 4 月 1 日	565	20		○
150		日野原記念ピースハウス病院	2022 年 1 月 1 日	22	22		
151		社会福祉法人　日本医療伝道会　衣笠病院	2020 年 4 月 1 日	198	20		
152		一般財団法人　同友会　藤沢湘南台病院	2018 年 10 月 1 日	330	19		
153		湘南中央病院	2020 年 4 月 1 日	199	16		
154		湘南東部総合病院	2020 年 4 月 1 日	327	32		
155		神奈川県厚生農業協同組合連合会　相模原協同病院	2021 年 1 月 1 日	400	10	○	○
156		医療法人社団三喜会　鶴巻温泉病院	2021 年 4 月 1 日	505	25		
157		東名厚木病院	2020 年 4 月 1 日	282	14		○

No	都道府県	施設名称	算定開始日	総病床数	承認病床数	拠点病院	支援病院
158	神奈川県	神奈川県立がんセンター	2020 年 4 月 1 日	415	20	○	
159		横浜甦生病院	2018 年 10 月 1 日	81	12		
160		社会福祉法人　親善福祉協会　国際親善総合病院	2020 年 4 月 1 日	287	25		○
161		昭和大学横浜市北部病院	2020 年 4 月 1 日	689	25	○	○
162		神奈川県厚生農業協同組合連合会　伊勢原協同病院	2020 年 4 月 1 日	350	14		○
163		医療法人誠医会　宮川病院	2022 年 2 月 1 日	175	16		
164		ＡＯＩ国際病院	2021 年 11 月 1 日	328	28		
165		川崎市立井田病院	2020 年 4 月 1 日	383	23	○	
166		川崎市立多摩病院	2022 年 9 月 1 日	376	12		○
167		医療法人社団　三成会　新百合ヶ丘総合病院	2021 年 6 月 1 日	563	21	○	○
168		横浜市立みなと赤十字病院	2020 年 4 月 1 日	634	25	○	○
169		横浜市立市民病院	2020 年 6 月 1 日	650	25	○	○
170	新潟県	新潟県立がんセンター新潟病院	2020 年 4 月 1 日	404	21	○	
171		白根大通病院	2018 年 10 月 1 日	249	28		
172		新潟県厚生農業協同組合連合会　新潟医療センター	2018 年 9 月 1 日	339	20		
173		長岡西病院	2018 年 10 月 1 日	240	29		
174		長岡赤十字病院	2021 年 5 月 1 日	592	14	○	○
175		新潟県立加茂病院	2019 年 11 月 1 日	168	30		
176		南部郷厚生病院	2018 年 10 月 1 日	120	20		
177	山梨県	山梨県立中央病院	2023 年 7 月 1 日	644	15	○	○
178	長野県	長野医療生活協同組合　長野中央病院	2020 年 4 月 1 日	322	12		
179		医療法人愛和会　愛和病院	2020 年 4 月 1 日	64	28		○
180		社会医療法人抱生会　丸の内病院	2021 年 4 月 1 日	199	11		
181		岡谷市民病院	2018 年 10 月 1 日	295	17		
182		組合立諏訪中央病院	2020 年 4 月 1 日	360	12		
183		特定医療法人　新生病院	2020 年 4 月 1 日	155	20		
184	愛知県	日本赤十字社愛知医療センター名古屋第一病院	2020 年 4 月 1 日	852	20	○	
185		みなと医療生活協同組合　協立総合病院	2020 年 4 月 1 日	434	16		○
186		名古屋掖済会病院	2022 年 5 月 1 日	602	19		○
187		総合病院　南生協病院	2020 年 4 月 1 日	313	20		
188		成田記念病院	2023 年 11 月 1 日	272	32		
189		岡崎市民病院	2022 年 5 月 1 日	680	20	○	○
190		一宮市立市民病院	2020 年 4 月 1 日	594	14	○	○
191		一宮西病院	2023 年 8 月 1 日	833	20		
192		医療法人徳洲会　名古屋徳洲会総合病院	2020 年 4 月 1 日	350	18		○
193		津島市民病院	2020 年 4 月 1 日	352	18		
194		医療法人豊田会　刈谷豊田総合病院	2022 年 9 月 1 日	704	20		○
195		愛知県厚生農業協同組合連合会　豊田厚生病院	2020 年 4 月 1 日	606	17	○	○
196		トヨタ記念病院	2023 年 7 月 1 日	527	14		○
197		愛知県厚生農業協同組合連合会安城更生病院	2020 年 4 月 1 日	771	17	○	○
198		愛知県厚生農業協同組合連合会江南厚生病院	2020 年 4 月 1 日	684	20		○
199		小牧市民病院	2020 年 4 月 1 日	520	14	○	○
200		公立西知多総合病院	2019 年 8 月 1 日	468	20	○	○
201		藤田医科大学病院	2020 年 4 月 1 日	188	37	○	
202		医療法人財団愛泉会　愛知国際病院	2020 年 4 月 1 日	72	20		
203		医療法人済衆館済衆館病院	2020 年 4 月 1 日	337	20		
204		愛知県厚生農業協同組合連合会　海南病院	2020 年 4 月 1 日	540	18	○	○
205		独立行政法人国立病院機構豊橋医療センター	2020 年 4 月 1 日	388	48		
206	岐阜県	岐阜清流病院	2020 年 4 月 1 日	372	28		
207		岐阜県厚生農業協同組合連合会　中濃厚生病院	2020 年 4 月 1 日	495	20	○	
208		公立学校共済組合　東海中央病院	2022 年 4 月 1 日	332	30		○
209		岐阜県厚生農業協同組合連合会 岐阜・西濃医療センター 岐北厚生病院	2020 年 4 月 1 日	284	28		
210		岐阜県立多治見病院	2020 年 4 月 1 日	553	19	○	○

No	都道府県	施設名称	算定開始日	総病床数	承認病床数	拠点病院	支援病院
211	岐阜県	岐阜県厚生農業協同組合連合会　岐阜・西濃医療センター　西濃厚生病院	2023年11月1日	400	25		
212		独立行政法人国立病院機構長良医療センター	2023年3月1日	401	18		
213	三重県	もりえい病院	2020年4月1日	54	20		
214		みたき総合病院	2020年4月1日	199	30		
215		鈴鹿中央総合病院	2020年4月1日	460	20	○	○
216		鈴鹿医療科学大学附属桜の森病院	2023年10月1日	25	25		
217		藤田医科大学七栗記念病院	2020年4月1日	218	20		
218		松阪厚生病院	2018年10月1日	780	20		
219		松阪市民病院	2020年4月1日	328	20		○
220		社会福祉法人恩賜財団済生会松阪総合病院	2020年4月1日	430	24		○
221		市立伊勢総合病院	2019年2月1日	300	20		○
222	静岡県	一般財団法人神山復生会　神山復生病院	2021年8月1日	20	20		
223		静岡県立静岡がんセンター	2021年11月1日	615	50	○	
224		医療法人社団秀峰会　川村病院	2020年7月1日	76	20		
225		社会福祉法人　聖隷福祉事業団　総合病院　聖隷三方原病院	2020年4月1日	940	27	○	○
226	石川県	公益社団法人石川勤労者医療協会　城北病院	2019年6月1日	300	20		
227		石川県済生会金沢病院	2020年5月1日	260	28		
228		国民健康保険　小松市民病院	2020年4月1日	340	10	○	○
229	富山県	富山県立中央病院	2020年4月1日	733	25	○	○
230		富山赤十字病院	2020年4月1日	401	12	○	○
231		富山県厚生農業協同組合連合会高岡病院	2020年4月1日	497	16	○	○
232		高岡市民病院	2020年4月1日	373	20		○
233	福井県	福井県立病院	2020年4月1日	759	20	○	○
234		福井赤十字病院	2020年4月1日	534	20	○	○
235		福井県済生会病院	2020年4月1日	460	20	○	○
236	兵庫県	公益財団法人　甲南会　甲南医療センター	2020年5月1日	461	22		○
237		東神戸病院	2020年4月1日	154	21		
238		六甲病院	2023年9月1日	178	23		
239		社会医療法人社団正峰会　神戸大山病院	2021年4月1日	120	19		
240		神戸医療生活協同組合　神戸協同病院	2020年7月1日	167	19		
241		医療法人協和会　協和マリナホスピタル	2020年9月1日	140	30		
242		市立芦屋病院	2020年4月1日	199	24		
243		宝塚市立病院	2020年4月1日	436	15		○
244		兵庫県立丹波医療センター	2020年4月1日	320	22	○	○
245		北播磨総合医療センター	2020年4月1日	450	20	○	○
246		特定医療法人誠仁会　大久保病院	2020年4月1日	199	18		○
247		医療法人社団医仁会　ふくやま病院	2021年7月1日	104	34		
248		高砂市民病院	2022年8月1日	199	18		○
249		医療法人尼崎厚生会立花病院	2018年11月1日	272	10		
250		尼崎医療生協病院	2020年4月1日	199	20		
251		医療法人協和会　協立記念病院	2022年10月1日	465	24		
252		医療法人協和会第二協立病院	2018年11月1日	397	22		
253		姫路聖マリア病院	2020年4月1日	440	22		○
254		兵庫県立はりま姫路総合医療センター	2022年7月1日	736	20		○
255		公立八鹿病院	2019年2月1日	380	20		○
256		神戸アドベンチスト病院	2020年4月1日	116	21		
257		独立行政法人地域医療機能推進機構　神戸中央病院	2022年4月1日	389	18		○
258		兵庫県立加古川医療センター	2020年4月1日	353	25		○
259		独立行政法人国立病院機構姫路医療センター	2019年5月1日	405	21	○	○
260	京都府	一般財団法人薬師山病院	2023年5月1日	70	30		
261		一般財団法人日本バプテスト連盟医療団　総合病院　日本バプテスト病院	2020年8月1日	167	20		
262		公益社団法人信和会　京都民医連あすかい病院	2020年4月1日	172	21		
263		公益社団法人京都保健会京都民医連中央病院	2020年4月1日	411	21		

No	都道府県	施設名称	算定開始日	総病床数	承認病床数	拠点病院	支援病院
264	京都府	医療法人財団医道会　稲荷山武田病院	2020 年 4 月 1 日	55	18		
265		医療法人徳洲会　宇治徳洲会病院	2022 年 1 月 1 日	479	14	○	○
266		一般財団法人日伸会ビハーラ医療福祉機構　あそかビハーラ病院	2022 年 10 月 1 日	28	28		
267		社会医療法人美杉会　男山病院	2020 年 5 月 1 日	199	25		
268		社会福祉法人京都社会事業財団　京都桂病院	2021 年 7 月 1 日	557	20	○	○
269		三菱京都病院	2020 年 5 月 1 日	188	14		
270		医療法人社団洛和会　洛和会音羽病院	2020 年 4 月 1 日	548	14		○
271		京都府立医科大学附属病院	2020 年 4 月 1 日	1065	16	○	
272		京都市立病院	2021 年 3 月 1 日	503	14	○	○
273		京都第一赤十字病院	2023 年 7 月 1 日	604	22	○	○
274		独立行政法人国立病院機構京都医療センター	2021 年 5 月 1 日	600	20	○	○
275		独立行政法人国立病院機構舞鶴医療センター	2020 年 4 月 1 日	399	15		○
276	奈良県	吉田病院	2023 年 9 月 1 日	312	7		
277		医療法人岡谷会おかたに病院	2023 年 8 月 1 日	150	12		
278		社会医療法人松本快生会　西奈良中央病院	2021 年 11 月 1 日	166	24		
279		国保中央病院	2020 年 4 月 1 日	214	20		
280		公益財団法人　天理よろづ相談所病院	2020 年 4 月 1 日	715	10	○	
281	大阪府	公益財団法人　浅香山病院	2020 年 4 月 1 日	979	10		
282		医療法人錦秀会　阪和第二泉北病院	2018 年 10 月 1 日	969	21		
283		医療法人協仁会　小松病院	2022 年 5 月 1 日	190	18		
284		和泉市立総合医療センター	2020 年 5 月 1 日	307	24	○	○
285		医療法人橘会　東住吉森本病院	2020 年 4 月 1 日	329	14		○
286		高槻赤十字病院	2020 年 4 月 1 日	335	20		○
287		医療法人ガラシア会　ガラシア病院	2020 年 4 月 1 日	104	46		
288		医療法人徳洲会　吹田徳洲会病院	2020 年 4 月 1 日	365	22		
289		大阪赤十字病院	2020 年 4 月 1 日	883	20	○	○
290		医療法人社団　湯川胃腸病院	2020 年 4 月 1 日	34	34		
291		多根総合病院	2020 年 7 月 1 日	304	20		
292		大阪鉄道病院	2020 年 4 月 1 日	303	19		
293		市立ひらかた病院	2020 年 4 月 1 日	335	20		○
294		社会福祉法人大阪暁明館　大阪暁明館病院	2020 年 3 月 1 日	462	21		
295		宗教法人 在日本南プレスビテリアンミッション 淀川キリスト教病院	2020 年 4 月 1 日	581	27		○
296		パナソニック健康保険組合　松下記念病院	2020 年 4 月 1 日	323	16		○
297		医療法人協和会　千里中央病院	2018 年 10 月 1 日	400	25		
298		医療法人友紘会　彩都友紘会病院	2020 年 4 月 1 日	204	40		
299		ほうせんか病院	2018 年 10 月 1 日	220	48		
300		東大阪病院	2023 年 10 月 1 日	255	23		
301		市立柏原病院	2020 年 4 月 1 日	220	23		
302		阪南中央病院	2022 年 10 月 1 日	199	17		
303		地方独立行政法人　市立東大阪医療センター	2020 年 4 月 1 日	520	25	○	○
304		医療法人京昭会　ツヂ病院	2019 年 12 月 1 日	99	15		
305		大阪市立総合医療センター	2020 年 4 月 1 日	1063	24	○	○
306		耳原総合病院	2020 年 4 月 1 日	386	24		○
307		ベルランド総合病院	2020 年 4 月 1 日	477	15		○
308		医療法人樫本会　樫本病院	2020 年 9 月 1 日	199	16		
309		独立行政法人 地域医療機能推進機構 星ヶ丘医療センター	2020 年 4 月 1 日	580	16		○
310		市立貝塚病院	2020 年 4 月 1 日	249	19		
311		市立岸和田市民病院	2020 年 4 月 1 日	400	20	○	○
312		独立行政法人国立病院機構　大阪南医療センター	2023 年 4 月 1 日	384	18	○	○
313		独立行政法人国立病院機構　近畿中央呼吸器センター	2020 年 4 月 1 日	365	21		
314	滋賀県	市立大津市民病院	2020 年 4 月 1 日	401	20		○
315		彦根市立病院	2020 年 4 月 1 日	438	20	○	○
316		公益財団法人近江兄弟社　ヴォーリズ記念病院	2022 年 11 月 1 日	168	16		
317		滋賀県立総合病院	2022 年 5 月 1 日	535	20	○	○

No	都道府県	施設名称	算定開始日	総病床数	承認病床数	拠点病院	支援病院
318	滋賀県	公立甲賀病院	2020 年 4 月 1 日	413	12	○	○
319	和歌山県	医療法人南労会　紀和病院	2020 年 4 月 1 日	299	20		
320		日本赤十字社　和歌山医療センター	2020 年 4 月 1 日	700	14	○	○
321		独立行政法人国立病院機構南和歌山医療センター	2020 年 4 月 1 日	316	14	○	○
322	鳥取県	鳥取県立中央病院	2019 年 11 月 1 日	518	20	○	○
323		鳥取生協病院	2023 年 10 月 1 日	260	20		
324		藤井政雄記念病院	2021 年 10 月 1 日	120	20		
325		独立行政法人国立病院機構　米子医療センター	2020 年 4 月 1 日	270	20		
326	島根県	松江市立病院	2020 年 4 月 1 日	470	22	○	○
327		島根大学医学部附属病院	2020 年 4 月 1 日	600	21	○	
328		独立行政法人国立病院機構　浜田医療センター	2020 年 4 月 1 日	365	15	○	○
329	岡山県	総合病院　岡山協立病院	2020 年 4 月 1 日	318	17		
330		岡村一心堂病院	2020 年 4 月 1 日	152	21		
331		社会医療法人鴻仁会　岡山中央病院	2020 年 11 月 1 日	243	14		○
332		川崎医科大学総合医療センター	2020 年 4 月 1 日	647	18		
333		公益財団法人大原記念倉敷中央医療機構　倉敷中央病院	2020 年 4 月 1 日	137	14	○	○
334		倉敷成人病センター	2022 年 2 月 1 日	269	14		
335		川崎医科大学附属病院	2020 年 4 月 1 日	147	18		
336		津山中央病院	2023 年 8 月 1 日	515	14		○
337		岡山赤十字病院	2020 年 9 月 1 日	500	20	○	○
338		岡山済生会総合病院	2022 年 11 月 1 日	473	25	○	○
339	広島県	県立広島病院	2020 年 4 月 1 日	712	20	○	
340		広島赤十字・原爆病院	2019 年 12 月 1 日	565	19		
341		広島市医師会運営・安芸市民病院	2020 年 4 月 1 日	140	20		
342		ＪＲ広島病院	2020 年 4 月 1 日	275	20		
343		医療法人社団曙会　シムラ病院	2023 年 7 月 1 日	117	17		
344		医療法人和同会　広島パークヒル病院	2018 年 10 月 1 日	114	18		
345		広島医療生活協同組合　広島共立病院	2020 年 4 月 1 日	186	19		
346		メリィホスピタル	2020 年 12 月 1 日	199	47		
347		公立みつぎ総合病院	2020 年 4 月 1 日	240	6		
348		福山市民病院	2020 年 4 月 1 日	506	16	○	○
349		医療法人慈生会　前原病院	2020 年 4 月 1 日	59	14		
350		廿日市記念病院	2018 年 10 月 1 日	126	24		
351		独立行政法人国立病院機構　呉医療センター	2020 年 4 月 1 日	700	19	○	○
352	山口県	社会医療法人　松涛会　安岡病院	2020 年 8 月 1 日	234	36		
353		下関市立市民病院	2019 年 10 月 1 日	382	20		○
354		綜合病院　山口赤十字病院	2019 年 11 月 1 日	377	25		○
355		独立行政法人地域医療機能推進機構　徳山中央病院	2020 年 1 月 1 日	519	25	○	○
356		光市立光総合病院	2021 年 6 月 1 日	210	20		
357		独立行政法人国立病院機構　山口宇部医療センター	2020 年 4 月 1 日	365	25		
358		独立行政法人国立病院機構岩国医療センター	2020 年 4 月 1 日	486	24	○	○
359	香川県	高松平和病院	2020 年 4 月 1 日	123	21		
360		宗教法人カトリック聖ドミニコ宣教修道女会 坂出聖マルチン病院	2020 年 7 月 1 日	196	20		
361		香川県立中央病院	2020 年 4 月 1 日	533	15	○	○
362	徳島県	徳島市民病院	2020 年 4 月 1 日	335	24	○	○
363		近藤内科病院	2020 年 4 月 1 日	55	20		
364		徳島県立三好病院	2020 年 4 月 1 日	220	20	○	○
365	愛媛県	松山ベテル病院	2020 年 4 月 1 日	155	38		
366		社会福祉法人　恩賜財団　済生会今治病院	2020 年 4 月 1 日	191	20	○	
367		住友別子病院	2021 年 10 月 1 日	360	22	○	
368		西条愛寿会病院	2018 年 10 月 1 日	180	15		
369		社会医療法人石川記念会　ＨＩＴＯ病院	2020 年 4 月 1 日	257	17		
370		独立行政法人国立病院機構四国がんセンター	2020 年 4 月 1 日	368	25	○	

No	都道府県	施設名称	算定開始日	総病床数	承認病床数	拠点病院	支援病院
371	高知県	医療法人　三和会　国吉病院	2020 年 4 月 1 日	106	12		
372		医療法人　山口会　高知厚生病院	2020 年 4 月 1 日	42	16		
373		医療法人　久会　図南病院	2020 年 4 月 1 日	125	12		
374		社会医療法人　仁生会　細木病院	2018 年 10 月 1 日	456	12		
375		医療法人　治久会　もみのき病院	2023 年 5 月 1 日	60	12		
376		いずみの病院	2020 年 4 月 1 日	238	12		
377	福岡県	たたらリハビリテーション病院	2020 年 4 月 1 日	199	21		
378		友田病院	2020 年 4 月 1 日	72	16		
379		社会医療法人　原土井病院	2018 年 10 月 1 日	396	30		
380		医療法人相生会　福岡みらい病院	2023 年 10 月 1 日	418	20		
381		社会医療法人社団至誠会　木村病院	2020 年 12 月 1 日	121	19		
382		栄光病院	2020 年 4 月 1 日	178	71		
383		宗像医師会病院	2020 年 4 月 1 日	164	12		○
384		福岡聖恵病院	2020 年 6 月 1 日	288	25		
385		村上華林堂病院	2022 年 10 月 1 日	160	20		
386		秋本病院	2020 年 4 月 1 日	50	16		
387		及川病院	2020 年 4 月 1 日	36	15		
388		さくら病院	2020 年 4 月 1 日	152	24		
389		医療法人社団　誠和会　牟田病院	2019 年 4 月 1 日	163	20		
390		西福岡病院	2018 年 10 月 1 日	238	15		
391		医療法人社団広仁会　広瀬病院	2018 年 10 月 1 日	62	13		
392		社会医療法人　喜悦会　那珂川病院	2020 年 4 月 1 日	162	24		
393		公立学校共済組合　九州中央病院	2020 年 4 月 1 日	330	14	○	○
394		医療法人恵光会　原病院	2020 年 4 月 1 日	220	16	○	○
395		二日市那珂川病院	2023 年 10 月 1 日	50	14		
396		糸島医師会病院	2020 年 4 月 1 日	150	14		○
397		井上病院	2020 年 4 月 1 日	73	16		
398		みどりの杜病院	2018 年 10 月 1 日	30	30		
399		聖マリア病院	2020 年 4 月 1 日	1097	16	○	○
400		古賀病院２１	2018 年 10 月 1 日	199	14		○
401		朝倉医師会病院	2020 年 4 月 1 日	224	20	○	○
402		嶋田病院	2020 年 4 月 1 日	157	14		○
403		医療法人聖峰会　田主丸中央病院	2020 年 4 月 1 日	346	13		○
404		長田病院	2018 年 10 月 1 日	182	20		
405		医療法人　完光会　今野病院	2023 年 5 月 1 日	60	20		
406		飯塚病院	2020 年 4 月 1 日	1048	18	○	○
407		福岡県済生会飯塚嘉穂病院	2020 年 4 月 1 日	197	20		
408		田川市立病院	2023 年 5 月 1 日	313	16		
409		芦屋中央病院	2020 年 6 月 1 日	137	15		
410		社会医療法人共愛会　戸畑リハビリテーション病院	2020 年 4 月 1 日	173	17		
411		製鉄記念八幡病院	2020 年 4 月 1 日	453	16		○
412		福岡県済生会八幡総合病院	2020 年 4 月 1 日	399	22		
413		独立行政法人　地域医療機能推進機構　九州病院	2020 年 4 月 1 日	575	12	○	○
414		聖ヨハネ病院	2021 年 2 月 1 日	39	20		
415		北九州市立医療センター	2020 年 4 月 1 日	636	20	○	○
416	佐賀県	なゆたの森病院	2018 年 10 月 1 日	165	20		
417		河畔病院	2018 年 10 月 1 日	183	18		
418		佐賀県医療センター好生館	2020 年 4 月 1 日	450	15	○	○
419		独立行政法人国立病院機構　嬉野医療センター	2019 年 7 月 1 日	399	21	○	○
420	長崎県	聖フランシスコ病院	2023 年 4 月 1 日	157	22		
421		出島病院	2021 年 1 月 1 日	43	20		
422		特定医療法人雄博会　千住病院	2018 年 10 月 1 日	183	19		
423		医療法人仁寿会　南野病院	2020 年 4 月 1 日	95	18		
424		日本赤十字社　長崎原爆病院	2020 年 7 月 1 日	315	18	○	○

No	都道府県	施設名称	算定開始日	総病床数	承認病床数	拠点病院	支援病院
425	熊本県	熊本第一病院	2022 年 6 月 1 日	125	19		
426		桜十字病院	2020 年 4 月 1 日	630	25		
427		イエズスの聖心病院	2020 年 4 月 1 日	37	17		
428		桜十字熊本東病院	2023 年 11 月 1 日	57	13		
429		熊本市医師会熊本地域医療センター	2020 年 4 月 1 日	227	14		○
430		御幸病院	2018 年 10 月 1 日	186	20		
431		医療法人　朝日野会　朝日野総合病院	2019 年 10 月 1 日	378	25		
432		鶴田病院	2020 年 4 月 1 日	105	20		
433		阿蘇温泉病院	2018 年 10 月 1 日	260	14		
434		合志第一病院	2022 年 11 月 1 日	132	27		
435		くまもと森都総合病院	2020 年 11 月 1 日	199	15		
436		大腸肛門病センター高野病院	2020 年 4 月 1 日	166	20		
437		独立行政法人国立病院機構熊本南病院	2020 年 4 月 1 日	172	16		
438		山鹿市民医療センター	2020 年 4 月 1 日	201	13		○
439		独立行政法人地域医療機能推進機構　人吉医療センター	2020 年 4 月 1 日	252	30	○	○
440	大分県	社会医療法人財団天心堂へつぎ病院	2023 年 8 月 1 日	188	14		
441		大分ゆふみ病院	2018 年 10 月 1 日	24	24		
442		大分市医師会立アルメイダ病院	2020 年 5 月 1 日	406	21		○
443		大分県厚生連鶴見病院	2020 年 4 月 1 日	230	14		
444		中津胃腸病院	2018 年 10 月 1 日	112	14		
445		中津市立中津市民病院	2019 年 5 月 1 日	250	12	○	
446		大分県済生会日田病院	2020 年 4 月 1 日	199	14	○	○
447	宮崎県	医療法人社団晴緑会宮崎医療センター病院	2021 年 1 月 1 日	292	16		
448		潤和リハビリテーション振興財団　潤和会記念病院	2020 年 4 月 1 日	446	24		
449		宮崎市郡医師会病院	2020 年 8 月 1 日	267	12		○
450		医療法人倫生会三州病院	2020 年 4 月 1 日	67	27		
451		医療法人久康会　平田東九州病院	2018 年 10 月 1 日	125	21		
452	鹿児島県	公益社団法人　鹿児島共済会　南風病院	2020 年 4 月 1 日	338	14		○
453		鹿児島市医師会病院	2023 年 1 月 1 日	199	31		○
454		いづろ今村病院	2023 年 3 月 1 日	115	22		
455		相良病院	2020 年 4 月 1 日	80	24	○	
456		社会医療法人聖医会　サザン・リージョン病院	2020 年 4 月 1 日	131	11		
457		出水郡医師会広域医療センター	2020 年 4 月 1 日	222	10	○	○
458		霧島市立医師会医療センター	2020 年 4 月 1 日	254	35	○	○
459		独立行政法人　国立病院機構南九州病院	2020 年 4 月 1 日	425	25	○	
460	沖縄県	社会医療法人　葦の会　オリブ山病院	2023 年 6 月 1 日	359	19		
461		医療法人沖縄寿光会　与勝病院	2020 年 4 月 1 日	140	20		
462		豊見城中央病院	2022 年 7 月 1 日	268	21		
463		アドベンチスト　メディカルセンター	2022 年 4 月 1 日	48	48		
464		独立行政法人国立病院機構　沖縄病院	2020 年 4 月 1 日	300	25		
465		沖縄赤十字病院	2020 年 4 月 1 日	302	26		○
	合　計	緩和ケア病床数　9,577 床					

（2024 年 1 月 17 日時点で，各地方厚生局のウェブサイトに掲載されている「施設基準等　届出受理医療機関名簿」および，各病院ウェブサイトの掲載情報を元に作成）

ホスピス緩和ケア白書 2024
新型コロナウイルス感染症と緩和ケア

発 　行	2024 年 3 月 29 日　第 1 版第 1 刷©
編 　集	木澤義之・志真泰夫・髙宮有介・恒藤　暁・ 宮下光令
企画担当	安保博文
編集協力	公益財団法人 日本ホスピス・緩和ケア研究振興財団 特定非営利活動法人 日本ホスピス緩和ケア協会
発 行 者	工藤　良治
発 行 所	株式会社 青海社
	〒113-0031 東京都文京区根津 1-4-4 根津フェニックスビル
	☎ 03-5832-6171　FAX 03-5832-6172
装 　幀	石原　雅彦
印 刷 所	モリモト印刷 株式会社

本書の内容の無断複写・複製・転載は，著作権・出版権の侵害となることがあり
ますのでご注意ください。

ISBN 978-4-910548-12-8　C 3047

JCOPY ＜㈳出版者著作権管理機構　委託出版物＞
本書の無断複写は著作権法上での例外を除き禁じられています。
複写される場合は，そのつど事前に，㈳出版者著作権管理機構
（電話 03-5244-5088, FAX 03-5244-5089, e-mail：info@jcopy.or.jp）
の許諾を得てください。